Les sels minéraux de Schüssler

Manuel pratique pour se guérir soi-même

Titre original :
Die Schüssler – Mineralsalze, Das Praxisbuch zur Selbstheilung

www.tredaniel-courrier.com
tredaniel-courrier@wanadoo.fr

ISBN : 2-84445-397-X

Gisela Elisabeth Geiger

Les sels minéraux de Schüssler

Manuel pratique pour se guérir soi-même

traduit de l'allemand par Anne Charrière

⌘

Guy Trédaniel Éditeur
65, rue Claude-Bernard
75005 PARIS

Avertissement important

Les conceptions défendues par l'auteur en matière de maladie et de traitement ne coïncident pas toujours avec celles de la médecine classique.
Le lecteur est donc invité à décider en toute responsabilité dans quelle mesure les procédés et produits naturels cités dans cet ouvrage peuvent représenter pour lui une solution de rechange par rapport à l'offre de la médecine classique.

Avant-propos

Ce manuel donner un aperçu d'un système unique de guérison naturelle. Vous pourrez en tirer des avantages très personnels pour vous et votre famille, sans craindre d'éventuels effets secondaires.

Le présent texte est le fruit d'un travail minutieux et attentif. Il regroupe les connaissances et expériences de nombreux médecins, qui offrent un grand intérêt pour votre santé.
La méthode de guérison du docteur Schüssler peut être utilisée à la fois par des personnes privées qui ont le souci de prendre en charge leur santé et par des thérapeutes confirmés qui travaillent avec des méthodes naturelles. Il est conseillé d'avoir chez soi les douze sels minéraux pour parer à toute éventualité. Les sels de Schüssler se commandent très facilement en pharmacie, sans ordonnance, sous forme de comprimés, de triturations (poudre) ou d'onguents.

Ne vous attendez pas à tout de suite connaître toutes les spécificités et tous les usages possibles de ces produits, mais n'hésitez pas à consulter régulièrement ce livre. À mesure qu'ils soutiendront votre santé au jour le jour, ces remèdes sauront gagner votre confiance et contribueront à votre bien-être corporel et psychique.

Les possibilités d'utilisation peuvent encore être considérablement élargies, mais les conseils fondamentaux réunis ici devraient déjà permettre une bonne entrée en matière. Petit à petit, vous découvrirez de nouvelles applications pour le traitement et la guérison de vos troubles.

Je voudrais remercier mes trois enfants : Isabelle et Boris pour leurs nombreuses suggestions et leur relecture répétée et patiente du manuscrit, et Lutz pour sa patience d'ange à m'expliquer les astuces de l'ordinateur. Je remercie aussi mes amis qui m'ont encouragée dès le départ et m'ont aidée par leurs critiques et leurs idées à écrire cet ouvrage. À eux tous et à un vaste public de lecteurs, je souhaite beaucoup de bonheur et de santé sur leur chemin de vie en espérant qu'ils trouveront des pistes utiles et salutaires à la lecture de ce livre pour les jours plus difficiles.

Munich, octobre 1998
Gisela Elisabeth Geiger

Introduction

Dans l'histoire des recherches sur les effets des sels minéraux, un nom ressort tout particulièrement, celui du docteur Wilhelm Heinrich Schüssler. Sa vision de la médecine le conduisit à des travaux scientifiques très en avance sur leur temps.

Le docteur Schüssler est né en août 1821, près d'Oldenburg, en Allemagne. Après avoir appris plusieurs langues, il étudia la médecine dans les universités de Berlin, Giessen et Paris. Déjà à l'époque, il s'intéressa à diverses méthodes de guérison naturelle dont l'homéopathie. Après ses études, il ouvrit un cabinet à Oldenburg et y exerça la médecine homéopathique. Au cours de sa pratique, il concentra de plus en plus ses recherches sur les effets des sels minéraux.
Il mourut à l'âge de 77 ans, en 1898.

En 1873, le docteur Schüssler publia son premier article dans une revue d'homéopathie. Il l'avait intitulé : «Une thérapie homéopathique abrégée». Il affirmait être parvenu à se passer des remèdes usuels depuis qu'il ne travaillait plus qu'avec douze substances physiologiques. Ces produits permettaient d'obtenir la guérison par le plus court chemin. Il s'agissait de douze sels minéraux inorganiques, présents dans le sang et les tissus du corps humain.

Après des années d'expérience et de réflexion sur la médecine, il est arrivé à la conclusion que la cause de tous les processus vitaux ainsi que la cause des modifications qui affectent les organes et les

tissus sont à rechercher dans l'excitabilité des cellules. Cela signifie que la genèse des maladies et les différentes formes qu'elles peuvent prendre dépendent en grande partie de l'activité cellulaire.
Les découvertes du docteur Schüssler ont par la suite été confirmées par de nombreux chercheurs qui ont reconnu leur grand intérêt. Aujourd'hui, de plus en plus de personnes découvrent dans ce système «biochimique» une nouvelle – ancienne – méthode de traitement et de guérison, utilisant des procédés naturels sans susciter d'effets secondaires nuisibles. La biochimie présente des différences fondamentales avec les thérapies habituelles. Elle se passe de drogues et de médicaments répresseurs de symptômes et guérit à l'aide de substances minérales inorganiques qui mobilisent et régénèrent les forces d'autoguérison et de désintoxication du corps. Nous savons depuis longtemps que les sels minéraux sont essentiels et même vitaux pour le corps et sa santé.

Schüssler avait été fortement influencé par les travaux de Rudolf Virchow, le fondateur de la pathologie cellulaire (pathologie = science des maladies et de leurs causes). Virchow avait développé une théorie encore valable aujourd'hui, selon laquelle toute vie, y compris celle des processus pathologiques, est liée à l'état des cellules. Ses travaux permirent de mieux prendre conscience des processus biochimiques dans le corps. Il découvrit que le corps humain était formé d'une immense quantité de minuscules cellules vivantes, chacune se composant de trois substances parfaitement équilibrées : l'eau, les substances organiques et les substances inorganiques. L'eau et les substances organiques telles que le sucre, les protéines et les graisses forment la plus grande partie du corps humain. Les éléments inorganiques, c'est-à-dire les minéraux, sont présents en quantités beaucoup plus faibles mais sont tout aussi essentiels pour l'assimilation des substances organiques introduites dans le corps et pour la formation de nouvelles cellules. Lorsque ces éléments dispensateurs de vie font défaut dans le sang, par exemple en raison d'une alimentation carencée, la création de nouvelles cellules est perturbée et d'innombrables ennuis de santé peuvent en résulter.

La carence en une ou plusieurs substances minérales peut avoir différentes causes : un mode d'alimentation erroné, comprenant trop de substances dénaturées et pas assez de produits naturels, des foyers d'inflammation dans le corps, une auto-intoxication, une blessure. Dans tous ces cas, l'absorption de substances minérales peut favoriser le transport des substances vitales (vitamines, oligo-éléments, etc.), la réparation des cellules malades, l'élimination des déchets et l'effet des médicaments.
Quand les cellules ne reçoivent pas la nourriture qui leur convient et qu'elles ne peuvent pas se libérer régulièrement des toxines par leur activité propre, des troubles apparaissent. Les forces naturelles invisibles en nous sont les protecteurs les plus efficaces de notre santé. Mais ces forces, qui constituent notre système immunitaire, ne peuvent pas fonctionner si notre corps ne contient pas en quantités suffisantes les substances nécessaires pour un renouvellement sain des cellules et une solide défense contre les facteurs de maladie.

Nous voulons ici attirer l'attention sur un aspect très important, à savoir le lien entre le mode d'alimentation et la méthode de guérison biochimique : les sels minéraux seront beaucoup moins efficaces dans un milieu hyperacide et chargé de glaires, favorisant le développement de maladies non seulement dans l'intestin et l'estomac mais aussi dans l'ensemble de l'organisme, que lorsque règne un bon équilibre acido-basique. Il est donc recommandé pendant un traitement aux sels minéraux selon le docteur Schüssler, mais aussi de manière permanente, d'éviter le plus possible les aliments contenant des protéines animales, c'est-à-dire pour l'essentiel la viande, le fromage, les produits laitiers et les œufs. Le poisson est lui aussi très riche en protéines et devrait, pour la même raison, être consommé rarement et en petites quantités. Un excès de denrées telles que le café, les boissons au cola, les limonades, les sucreries ainsi que les produits à base de farine blanche comme les pizzas, les pâtes et les gâteaux, est nuisible à la santé. Car il n'est pas possible de neutraliser ces «bombes d'acidité» par la consommation de quelques comprimés de sels minéraux !

On observe de plus en plus fréquemment, avec l'absorption d'antibiotiques et les troubles de la flore intestinale qu'ils provoquent, l'apparition du champignon *Candida albicans*. Celui-ci se développera d'autant plus facilement que les aliments cités ci-dessus sont absorbés en grandes quantité car ils sont tous des facteurs d'acidité et facilitent la formation de glaires et de mucosités. Ils créent le terrain pour l'apparition des allergies, du rhume des foins, des névrodermites, des refroidissements persistants et de beaucoup d'autres affections qu'un système immunitaire affaibli laissera passer.
Une alimentation idéale se compose d'environ 80 % de légumes et de fruits, les 20 % restants pouvant être constitués de noix et de graines, de pain complet, de céréales, de graisses telles que beurre, huile d'olive et autres huiles pressées à froid. Si vous «devez» commettre une entorse, faites-le avec joie. «Mangez de tout mais en petites quantités», enseignait fort judicieusement mon professeur de nathuropathie. Après avoir consommé des aliments moins nutritifs et qui font généralement grossir, marquez une bonne pause pendant laquelle vous mangerez de nouveau sainement.

Que signifient les termes biochimie et sels minéraux selon le docteur Schüssler ?

Le docteur Schüssler appela *biochimie* son nouveau système de traitement aux sels minéraux. Il est intéressant de noter qu'il suffit de douze produits pour disposer d'une gamme complète de remèdes, présents sous forme de substances inorganiques dans notre corps.
Les produits biochimiques décrits dans le présent ouvrage peuvent être dénommés de différentes façons : substances minérales, sels minéraux, sels tissulaires, sels sanguins, sels de vie, remèdes fonctionnels.

Les sels minéraux sont absolument inoffensifs et sans effets secondaires. Ils ne s'apparentent à aucune drogue, dans tous les sens de ce terme. Ils alimentent seulement le corps en substances

inorganiques sous une forme dynamisée qui permet une absorption rapide et un rétablissement de l'équilibre du corps et de ses forces d'autoguérison. Ces sels de vie guérissent dans la mesure où ils remédient par un processus naturel aux troubles existants.
Les sels minéraux selon Schüssler ne sont pas des substances physiques comme on les trouve dans les aliments. Ils ont été dynamisés, ce qui leur permet d'agir d'une manière spécifique sur l'organisme. En fait, ils interviennent en profondeur sur l'ensemble du système corporel et exercent ainsi leur effet à la fois sur le plan physique et sur le plan psychique, selon un processus holistique. Ils sont administrés sous forme de petits comprimés à base de lactose. Tous les sels minéraux décrits dans le présent ouvrage sont également disponibles sans prescription médicale sous forme de granules ou de liquides, à des degrés de dilution variables.

À l'exception de *Silicea*, ces produits se composent d'un élément basique et d'un élément acide. La première partie de la dénomination représente la substance basique et la seconde partie la substance acide. Par exemple *Ferrum* = base et *phosphoricum* = acide. Cette composition équilibrée favorise la haute efficacité du produit.
Des années de recherche et d'essais ont permis de fonder le système biochimique sur des bases solides. Il a été prouvé depuis longtemps que cette méthode offre de grandes possibilités thérapeutiques. Comme nous l'avons déjà mentionné, les sels minéraux ne présentent aucun risque et aucun effet secondaire. Ils sont entièrement choisis en fonction de la nature de la personne. Ne serait-ce que pour cette raison, aucun thérapeute travaillant avec des méthodes naturelles ne devrait ignorer de nos jours ces remèdes fonctionnels.

La méthode des sels minéraux diffère-t-elle de l'homéopathie ?

Les médecins, les thérapeutes et les fabricants ne sont pas unanimes sur cette question. Les uns estiment que, du fait de leur dynamisation, ces produits font partie de l'homéopathie. Les autres, en revanche, prétendent que le principe homéopathique n'est pas appliqué ici dans sa totalité.

Les substances minérales de bases utilisées dans la méthode Schüssler ne sont pas absorbées sous leur forme originelle, mais diluées comme en homéopathie. Dans les dilutions fortes (à partir de D12), les substances minérales incitent les cellules à s'autoguérir. Sous l'effet de cette incitation, les forces corporelles réagissent de diverses manières, selon le type de sels minéraux absorbés, par un renforcement du système de défense, une meilleure combustion des lipides, une meilleure absorption des substances tirées des aliments, etc.
L'absorption de minéraux non dilués pourrait provoquer des maladies et des dépôts nocifs dans le corps. En revanche, l'absorption de dilutions faibles (D12 à D6), permet de remédier directement à une carence de sel minéral, sans effet nocif, justement parce que le sel est présent en concentrations faibles dans le remède.
Comme les substances minérales exercent un effet reconstituant sur le sang et les cellules, les sels de Schüssler agissent de l'extérieur par un apport de minéraux manquants. En homéopathie, on opère seulement une incitation (sans apport de substance) pour déployer les forces d'autoguérison. Si les substances utilisées en homéopathie étaient absorbées sans dilution, elles provoqueraient les symptômes correspondants à une maladie. C'est pourquoi, il est extrêmement important, dans un traitement homéopathique, de trouver la plus juste correspondance entre le remède, la nature de la maladie et la symptomatologie. Sous forme diluée, des poisons se transforment en remèdes, car tout poison est «une question de quantité», comme le disait le docteur Samuel Hahnemann, fondateur de l'homéopathie. En homéopathie, les meilleurs résultats s'obtiennent en absorbant de petites quantités à intervalles souvent relativement distants.

En biochimie, en revanche, les substances ingérées sont celles qui correspondent à une carence du corps. Elles sont administrées à l'aide des sels de Schüssler. Cela explique pourquoi les intervalles entre deux prises sont courts et les doses élevées : par exemple une prise toutes les 5 minutes et jusqu'à 30 comprimés par prise en cas d'affection aiguë.

Dans un corps en bonne santé, tous les sels minéraux sont présents en quantités suffisantes. Mais si des carences apparaissent à cause d'une maladie, d'une alimentation insuffisante ou d'une hyperacidité, elles peuvent être comblées par l'absorption des sels de Schüssler sous la forme recommandée.

La dilution s'effectue à partir de la substance de base. Par exemple, pour obtenir une dilution D6 d'un sel de Schüssler, il faut triturer pendant plusieurs heures 1 gramme de la substance de base avec 10 grammes de lactose. On obtient ainsi le premier degré de dilution décimale D1. Si l'on prélève de nouveau 1 gramme de cette substance, et qu'on le triture avec 10 grammes de lactose, on obtient la dilution D2. Si l'on réitère ce procédé jusqu'à la dilution D6, on aura dilué au millionième la substance de base initiale. Donc plus le chiffre de dilution est grand, moins il reste de la substance de base. Mais le produit a gardé l'impulsion de cette substance, et la communique à la cellule, ce qui va en stimuler les forces d'autoguérison. Le système immunitaire est alors incité à produire des substances défensives et fortifie toute l'organisation du corps.

Déjà Samuel Hahnemann, le fondateur de la méthode homéopathique, avait constaté que les forces de guérison dépendaient de la force d'excitation reçue qui, elle, est fonction de la dilution. Ses recherches lui ont montré que des petites incitations (obtenues par des dilutions élevées) réveillent et mobilisent les forces de vie, des incitations moyennes (dilutions moyennes) stimulent ces forces de vie, des incitations fortes (dilutions faibles) les inhibent et des incitations très fortes (produites par des dilutions très faibles) les éliminent. Plus récemment, un grand nombre de recherches ont confirmé ces résultats. Des champignons cultivés en laboratoire et nourris avec des solutions à différentes dilutions se développent le mieux à de très hautes dilutions.

Le docteur Schüssler administrait en général ses substances en dilution D6, à l'exception de trois produits, *Calcium fluoratum* (n°1), *Ferrum phosphoricum* (n°3) et *Silicea* (n°11), qui sont mieux assimilés par le corps à la dilution D12.

Une alimentation équilibrée apporte en quantités suffisantes les sels minéraux dont notre corps a besoin.
Toutefois, la pollution de notre environnement, les situations de stress et le manque de mouvement privent notre organisme d'une grande partie des sels minéraux et des autres substances qui lui sont essentiels. Il en résulte des maladies qui peuvent être guéries à l'aide des remèdes fonctionnels de Schüssler sans effets secondaires indésirables.

Indications générales pour un traitement à l'aide de remèdes biochimiques

Quand peut-on se soigner par soi-même ?

Ce livre contient beaucoup d'exemples d'utilisation des procédés biochimiques. Les domaines d'application choisis ici concernent principalement les troubles quotidiens et fréquents, les maladies bénignes et les petites perturbations de l'état général. Si, par expérience personnelle ou connaissance générale, la personne à traiter est en mesure d'évaluer correctement son état, elle pourra décider si elle souhaite se traiter par elle-même ou si l'aide d'un médecin est souhaitable. Dans les deux cas, le traitement biochimique peut s'appliquer, surtout en accompagnement d'une prescription médicale.

Conseils d'utilisation et de dosage

Conseils d'utilisation

Laisser les comprimés fondre lentement dans la bouche. Car lorsqu'ils se mêlent ainsi aux muqueuses et à la salive, leur absorption est la plus efficace et la plus rapide. L'effet est moins fort si les comprimés sont avalés avec un liquide, parce que les sucs digestifs de l'estomac et de l'intestin modifient alors les sels minéraux. Toutefois, en cas de prescription de plusieurs sels minéraux, il est possible de dissoudre tous les comprimés dans un verre d'eau bouillie le matin et de boire cette eau par gorgées tout au long de la journée. Il faut simplement veiller à garder un certain temps le liquide dans la bouche avant de l'avaler, pour bien l'insaliver.

Les comprimés doivent être pris à jeun, c'est-à-dire à distance des repas. Comme ces remèdes sont très digestes, ils peuvent être ingérés à n'importe quelle heure de la journée. La fréquence des prises peut être augmentée sans problème en fonction de l'acuité de la maladie. Un surdosage est pratiquement impossible. Observez votre corps et les messages qu'il vous envoie à travers ses symptômes.

Pendant la thérapie, et autant que possible aussi le reste du temps, il est conseillé d'éliminer des substances telles que la nicotine, l'alcool, les sucreries et d'éviter les excès de café.
Dans beaucoup de cas, l'effet optimal s'obtient en une seule fois. À condition bien sûr que le diagnostic ait été mené avec soin, à partir de la symptomatologie observée, les produits choisis doivent correspondre exactement au type d'affection décelé. Dans le cas où deux ou trois produits semblent convenir pour les symptômes constatés, il est possible de les alterner à une demi-heure d'intervalle tout le long de la journée. Par exemple, prendre à 9h00 le remède A, à 9h30, le remède B, à 10h00 le remède C, à 10h30 de nouveau le remède A et ainsi de suite. En cas d'affection aiguë, les produits doivent être pris à intervalles très rapprochés de 5 à 10 minutes pendant les deux premiers jours.
Dans des cas non aigus, par exemple à titre préventif, il convient de respecter le temps optimal correspondant à chaque sel, de façon que l'action de la substance soit la plus efficace. Les temps d'absorption recommandés sont indiqués à la fin de la présentation de chaque produit, à la section «Description des douze remèdes : fonctions et effets» (à partir de la page 31).

Dernier point : les sels minéraux peuvent être absorbés sans inconvénient en même temps que d'autres médicaments. Dans tous les cas, ils favorisent le processus de guérison.

Conseils de dosage

La dose généralement conseillée chez un adulte pour un trouble existant déjà depuis un certain temps (trouble chronique) est de 4 comprimés le matin à jeun, puis de 4 à 6 autres prises d'1 à 2 comprimés répartis sur la journée.

Dans les cas aigus, c'est-à-dire lors de l'apparition soudaine d'une affection, prendre d'abord 4 comprimés, puis 1 comprimé toutes les 5 à 10 minutes le premier jour et environ la moitié de cette dose le lendemain. Après apaisement de la phase aiguë, 6 prises par jour environ suffisent.

Pour des enfants, la dose journalière conseillée est la suivante :

Nourrisson	3 fois 1 comprimé
Enfant d'1 à 2 ans	4 fois 1 comprimé
Enfant de 2 à 5 ans	5 fois 1 comprimé
Enfant de 6 à 10 ans	3 fois 2 comprimés
Enfant à partir de 11 ans	comme adultes

Pour les petits enfants, les comprimés peuvent être écrasés et réduits en poudre, puis placés sur la langue ou mélangés à la nourriture. Comme les comprimés sont préparés avec du lactose, ils ont un goût légèrement sucré qui convient aux jeunes enfants.

Quelle dilution choisir et combien de temps doit durer le traitement ?

Dans les cas aigus, on choisira en général la dilution D6 et dans les cas chroniques la dilution D12. On qualifie de chronique une

maladie ou un trouble qui dure plus de trois mois ou se répète à intervalles plus ou moins réguliers, par exemple un rhume qui revient toutes les quelques semaines.
La dilution recommandée par le docteur Schüssler, et qui convient généralement, est D6. Trois sels font exception : *Calcium fluoratum*, *Ferrum phosphoricum* et *Silicea*. Moins solubles, ils devraient, de préférence, être absorbés en dilution D12. Le corps les assimile alors mieux.
En principe, la durée d'un traitement n'est jamais très longue. Car ces produits améliorent toujours la santé.
Comme dans le cas de l'homéopathie, le traitement peut commencer – mais cela n'est pas une règle absolue – par une aggravation au début. Elle confirme que le produit choisi est le bon. Cette première réaction passagère est en général suivie très vite d'une nette amélioration. En cas de troubles chroniques, qui durent déjà depuis plusieurs années, le traitement demande un peu plus de patience. Pour une guérison complète, il faut quelques mois et parfois plusieurs années.

Détermination du produit adéquat

La méthode la plus rapide et la plus précise, avec un peu d'habitude, est celle du diagnostic facial. Vous en trouverez une description détaillée dans la section suivante. Cette méthode simplifie considérablement le choix des remèdes.
Outre le diagnostic facial, les symptômes qui apparaissent sont autant de signaux d'alarme. Une observation circonspecte et approfondie aide à déterminer les remèdes pertinents. Les symptômes peuvent être de nature très différente : douleurs, inflammations, gonflements, transpirations nocturnes, réactions allergiques, manifestations cutanées sous toutes leurs formes. Le type de symptômes et leur localisation indiquent quels sels minéraux privilégier. Chaque sel possède des caractéristiques très particulières.
Par exemple en cas de frissons et de rhume coulant, avec perte du goût et de l'odorat ou soif excessive, provenant d'un déséquilibre du système aqueux dans le corps, le sel approprié est *Natrium*

chloratum (sel de cuisine). Ce produit doit s'utiliser quand les symptômes cités sont dominants. Mais il faut aussi prendre en compte les signes moins frappants pour lesquels on trouvera un autre remède approprié. Ainsi, l'on peut trouver un «remède principal» que l'on alternera avec un autre sel correspondant aux symptômes secondaires. Par exemple, *Ferrum phosphoricum* agit contre les inflammations, *Magnesium phosphoricum* contre les crampes et l'agitation et *Natrium phosphoricum* en cas d'hyperacidité. Ces symptômes clés sont faciles à détecter et donnent, en plus du diagnostic facial, une indication sûre sur le remède à choisir.

Le diagnostic facial – le visage, miroir de la composition du sang

Une cinquantaine d'années après la première publication du livre du docteur Schüssler, Kurt Hickethier publia un *Manuel sur le diagnostic facial*. Il y décrit quelles caractéristiques relatives à la couleur et à l'état de la peau témoignent d'une carence en certaines substances minérales.

Le diagnostic facial peut permettre de détecter des maladies pour un traitement biochimique. Avant même l'apparition de dommages importants pour la santé et de leur symptomatologie propre, des carences peuvent être constatées par la simple observation du changement de la couleur et de la qualité de la peau. Il faut un peu d'entraînement et une observation précise pour repérer ces modifications subtiles.

Une carence en une substance minérale s'inscrit en toutes lettres sur le visage. Ce type de diagnostic conduit directement à comprendre la nature de la maladie et éventuellement à découvrir l'organe affecté. Il demeure important d'interroger le patient mais le diagnostic précis du visage apporte une information sûre sur les sels manquants.

Remarque : les signes du visage décrits ci-après sont *tous* les signes *susceptibles* d'apparaître, mais ils n'apparaissent pas nécessairement *tous* ensemble. Beaucoup de combinaisons sont possibles. Mais il se peut aussi que seuls un ou deux signes correspondant au sel déficient apparaissent.

Comment reconnaître une carence sur mon visage ?

Les concepts ci-dessous décrivant une qualité de peau ont été forgés par le docteur Hickethier. Des thérapeutes qui ont utilisé sa méthode de diagnostic en ont plusieurs fois confirmé la justesse par la suite.

Résumé des marques les plus significatives dans le diagnostic facial

carence en	*signes/couleurs les plus frappants*
Calcium fluoratum	rouge-noir, rides en losange
Calcium phosphoricum	pâleur, apparence cireuse
Ferrum phosphoricum	cernes, rougeur Ferrum rouge-bleuâtre (enflammée)
Kalium chloratum	blanc-bleuté, laiteux, rougeâtre
Kalium phosphoricum	gris-cendre, comme non lavé, fatigué
Kalium sulfuricum	brun-jaune
Magnesium phosphoricum	léger voile rosé ou rougeur magnésium
Natrium chloratum	bouffi, éclat gélatineux, pellicules
Natrium phosphoricum	comédons, teint luisant (effaçable)
Natrium sulfuricum	jaune-verdâtre, rougeur inflammatoire (nez)
Silicea	pattes-d'oie, rides prématurées, éclat vernissé (non effaçable)
Calcium sulfuricum	gris-jaunâtre, teint cireux, taches de pigmentation

☐ Les rougeurs

Le rouge le plus clair est le *rouge magnésium*. Un léger voile rosé tendant vers le rouge carmin dénote un manque de *Magnesium phosphoricum*. Ce rouge ne paraît pas naturel. Il apparaît sur les joues, à côté des ailettes du nez, de la taille environ d'un cadran de montre d'homme. La plupart des autres rougeurs se placent en d'autres endroits du visage. Seule la couleur bleue laiteuse d'une peau carencée en *Kalium chloratum* se manifeste parfois en cet endroit. Le rouge magnésium prend alors un éclat plus carmin, ce qui le fait ressortir d'autant plus.

Le *rouge ferrum*, légèrement bleuté, paraît plus saturé et s'accompagne en général d'un front chaud. Cette rougeur apparaît sur les joues devenues brûlantes lors d'une fièvre. Elle est généralement le signe d'une carence en *Ferrum phosphoricum* et en *Magnesium phosphoricum*. Le rouge ferrum marque le plus souvent le front, les joues, les oreilles et s'accompagne toujours d'une élévation de la température en ces endroits.

Le *rouge inflammatoire* est relativement rare, d'après Hickethier. Il a une apparence veloutée, mate et sans éclat, et a besoin de *Natrium sulfuricum*. Si la rougeur est recouverte d'un éclat vernissé, elle traduit un manque de *Silicea* ou de *Natrium sulfuricum*. Cette rougeur a tendance à s'étendre par-dessus le nez. L'érysipèle facial, les engelures et le nez dit d'ivrogne entrent également dans cette catégorie de rougeurs. Il faut savoir qu'un «nez d'ivrogne» n'est pas nécessairement un signe de surconsommation d'alcool.

Une rougeur saine ne s'étend pas jusqu'au front et au nez. Elle colore les joues d'une teinte douce qui se fond dans le reste sans apparaître sous forme de taches.

☐ Diverses teintes de peau et cernes

Un manque important de *Kalium phosphoricum* fait apparaître une teinte gris-cendre très forte, surtout au menton et aux tempes. Cela donne une impression de saleté, comme si la peau n'était pas suffisamment nettoyée. Une couleur jaune-verdâtre apparaît avec un manque de *Natrium sulfuricum*. Elle se manifeste aux tempes, jusqu'aux coins extérieurs des yeux puis le long d'une bande verticale devant les oreilles. Il ne faut pas la confondre avec la

couleur jaune-brun sur la paupière inférieure en cas de carence de *Kalium sulfuricum*. Une légère teinte jaune-brun recouvre l'ensemble du visage, mais se renforce sous les yeux.
Une forte tonalité brune des paupières témoigne souvent de problèmes rénaux et il manque alors fréquemment les trois sels de soude (*Natrium chloratum*, *Natrium phosphoricum* et *Natrium sulfuricum*). La peau du visage est jaune pâle.

□ Éclat de la peau et état de sa surface

Une peau saine présente un éclat mat. Dans le diagnostic facial, on distingue différents types d'éclat : gras, vitreux, vernissé, gélatineux.
L'éclat gras donne l'impression que la peau a été enduite de graisse ou de lard et témoigne d'un manque de *Natrium phosphoricum*. Souvent de fortes sécrétions grasses apparaissent déjà peu de temps après la toilette.
L'éclat vitreux donne à la peau un aspect de verre, la peau paraît fine. Elle brille comme si elle avait été vitrifiée. Les pores sont presque invisibles. Il manque *Silicea*.
L'éclat vernissé est brillant et légèrement jaunâtre, comme si le visage avait été verni. Cet éclat apparaît d'abord au front et dénote un déficit en *Kalium sulfuricum* et *Natrium sulfuricum*.
L'éclat gélatineux indique un manque de *Natrium chloratum*. Il provient de l'élimination de mucus par la transpiration et s'observe surtout sur le nez et autour. Les pores sont gros et élargis, les paupières inférieures bordées d'une ligne huileuse qui s'étend jusqu'aux joues en cas de manque important.
Entre les notions *laiteux, cireux* et *blême*, les différences sont subtiles mais donnent des indications précises. Une pâleur d'un bleu laiteux exige *Kalium chloratum*. Le visage paraît cireux et d'un blanc rouge-jaunâtre quand le corps a besoin de *Calcium phosphoricum*. Ces deux produits peuvent très bien être pris alternativement si l'on n'est pas tout à fait sûr du diagnostic. On qualifie de blême une peau blanche comme la craie, mate, sans éclat et pas tout à fait lisse. Ici aussi, la combinaison de remèdes que nous venons de mentionner sera prise en alternance.

Les *comédons* correspondent à une obstruction des glandes sébacées, empêchant le gras naturel de la peau de s'écouler et de se répandre à sa surface. Plus les pores s'ouvrent et les comédons deviennent gros, plus il faut *Natrium phosphoricum*. Souvent, ce type de peau est gras. Des comédons sur une peau sèche et blême signalent en outre une carence en *Kalium chloratum*. La taille des comédons diminue en fonction de la quantité de *Natrium phosphoricum* absorbée. Le rétablissement de ce déséquilibre datant souvent de plusieurs années demande évidemment quelques mois de patience. Même si l'apparence de la peau s'est améliorée, il faut continuer à prendre *Natrium phosphoricum*. L'action de désacidification du sang peut ainsi se poursuivre, ce qui compte beaucoup plus pour la santé que de se débarrasser des comédons !

Les *taches de rousseur* peuvent être réduites en nombre ou supprimées si l'on prend *Kalium sulfuricum* pendant un certain temps. Mais il faudrait vérifier auparavant si un manque de *Kalium chloratum* ne demande pas d'abord à être combattu. En l'absence de ce sel, la peau produit des taches de rousseur dont la pigmentation renforcée la protège.

La formation des rides est souvent aussi un signe de carence. C'est ainsi que l'on observe des rides en forme de *losange* chez les enfants alors qu'ils ont par ailleurs une peau toute lisse. Ces rides partent du coin intérieur de l'œil selon une ligne droite qui s'écarte de 45° du nez jusqu'à la mâchoire supérieure. Là elles forment un trait fin de 2 à 4 cm de longueur. Il faut alors administrer *Natrium chloratum* et *Natrium phosphoricum*. En même temps, on peut faire des lavements à l'aide de 10 à 20 comprimés (selon l'âge de l'enfant) dissous dans de l'eau tiède précédemment portée à ébullition.

Le ver solitaire se signale par des rides à droite et à gauche de la bouche. De bons résultats ont été obtenus à l'aide de *Natrium phosphoricum*, *Natrium sulfuricum* et *Silicea*.

Les *rides rectales* sont disposées comme les rides en losange, mais plus apparentes, elles se recourbent un peu aux extrémités, vers les oreilles. Elles témoignent d'un état maladif du rectum.

Souvent, les parois intestinales sont affaiblies, ce qui provoque la formation de fistules et d'inflammations. Il manque *Calcium fluoratum*, *Natrium phosphoricum* et *Silicea*.
Les *rides en losange* se forment à partir du coin intérieur de l'œil et le long des paupières inférieures et supérieures. Se composant de fines lignes longitudinales et transversales sur fond sombre, elles apparaissent , d'abord sur la paupière inférieure mais peuvent aussi se former sur fond rouge-noir ou rouge-brun.
Les *pattes-d'oie* sont un témoin très manifeste d'un manque de *Silicea*. Elles partent du coin extérieur de l'œil et rayonnent en direction de l'oreille. Si la carence persiste, des rides se forment aussi devant les oreilles et en travers du front, en raison d'un ramollissement de la peau à l'arrière de la tête, quand la personne gagne en âge. Une prise régulière de *Silicea* en D12 peut être très efficace. Mais il est conseillé de procéder à un traitement permanent qui améliore dans un premier temps l'apparence de la peau puis évite la création de rides plus nombreuses et plus profondes.

Le *visage bouffi* n'est pas le visage gros et rond des personnes bien en chair mais paraît enflé d'une manière non naturelle alors que le visage devrait être mince. L'aspect bouffi peut ne concerner que les joues ou de petites surfaces de part et d'autre des ailes du nez. Le sel manquant est *Natrium chloratum*. Si le visage bouffi est en outre luisant, il manque aussi *Silicea*.
Les *cernes* indiquent une carence et peuvent s'étendre à tout le visage ou rester limités à certains endroits. On les observe le plus souvent sous les yeux ou le long de la paroi nasale, c'est-à-dire dans les orbites oculaires. La couleur est toujours d'un gris noir, peu dense. Il manque avant tout *Ferrum phosphoricum*.
Conseil : comme nous l'avons déjà indiqué, les signes caractéristiques d'une carence en un sel ne doivent pas obligatoirement tous apparaître dans le diagnostic facial. L'important est d'observer très précisément et de déceler quelques signes typiques.

Les douze substances minérales

Bref aperçu des champs d'application

N°1 ***Calcium fluoratum (Calcarea fluorata, fluorure de calcium, fluorine)***
Agit sur les fibres élastiques, les os, les dents, l'épiderme.

N°2 ***Calcium phosphoricum (Calcarea phosphorica, phosphate de calcium)***
Remède des processus de régénération des os, des dents, des muscles et du sang. Revigorant et reconstituant en cas d'anémie et de faiblesse. Agit sur les nerfs, contre les allergies, et en gynécologie, contre les pertes de sang et les sécrétions.

N°3 ***Ferrum phosphoricum (phosphate ferrique)***
Fortification et reconstitution du sang. Anti-inflammatoire et fébrifuge dans le premier stade de la maladie, antinévralgique, renforce les défenses, lutte contre les infections, l'hypertension, l'anémie.

N°4 ***Kalium chloratum (Chlorure de potassium, Kalium muriaticum)***
Agit sur la formation et la purification du sang. Anti-inflammatoire et fébrifuge au deuxième stade de la maladie. Combat enflures, glaires, épaississements du sang,

processus de désintoxication, élimination des poisons chimiques ou inoculés par vaccination.

N°5 ***Kalium phosphoricum (phosphate monopotassique)***

Remède des nerfs, des faiblesses cardiaques, de l'atonie musculaire, des paralysies, des troubles du sommeil, des fièvres supérieures à 39°C en cas de processus inflammatoires et de sécrétions putrides et purulentes.

N°6 ***Kalium sulfuricum (sulfate de potassium)***

Remède anti-inflammatoire et fébrifuge au troisième stade de la maladie, porteur d'oxygène, à utiliser en cas de glaires, sécrétions jaunâtres épaisses, affections de la peau.

N°7 ***Magnesium phosphoricum (phosphate de magnésium)***

Remède antinévralgique, agissant sur les crampes, l'agitation, le cerveau et la moelle épinière, les attaques diverses, l'angoisse, les troubles cardiaques, la migraine.

N°8 ***Natrium chloratum (Natrium muriaticum, chlorure de sodium, sel de cuisine)***

Gestion de l'eau, de la chaleur et de l'équilibre acidobasique dans le corps, remède de l'anémie par excès d'eau dans le sang, des articulations, de la fatigue, des gerçures de la peau et des lèvres, des pellicules, des rhumes coulants, des sécrétions salées, de la perte du goût et de l'odorat.

N°9 ***Natrium phosphoricum (phosphate dibasique de sodium)***

Remède neutralisant l'acidité. Agit contre la calcification et la sclérose, la formation de calculs dans la vésicule biliaire, la vessie et les reins, l'adiposité et ses conséquences, les sécrétions jaune d'or, crémeuses et d'odeur acide, les aigreurs d'estomac, la mauvaise haleine.

N°10 *Natrium sulfuricum (sulfate de sodium, sel de Glauber)*

Remède favorisant le travail d'élimination et d'excrétion du foie, de la vésicule biliaire, des reins et du pancréas. Agit contre les œdèmes, le diabète, l'asthme, la diarrhée, un goût amer dans la bouche ; sel le plus important pour le foie.

N°11 *Silicea (acide silicique)*

Remède de purification et d'élimination dans les maladies purulentes. Agit aussi contre le vieillissement précoce, la faiblesse du tissu conjonctif, l'irritation nerveuse, les suppurations, l'excès d'acidité dans les urines, la goutte, l'hypersensibilité à la lumière et aux bruits ; favorise la régulation de la transpiration, la santé des cheveux et des ongles, l'équilibre hormonal.

N°12 *Calcium sulfuricum (sulfate de calcium, Calcarea sulfurica)*

Purificateur du sang, combat les processus purulents guérissant difficilement, favorise les processus de détoxication et d'élimination du foie. Remède contre les glaires, les excrétions purulentes, saignantes et malodorantes, les rhumatismes chroniques, les inflammations des tissus conjonctifs, les troubles des amygdales, de la vessie et des reins, de la mémoire, l'insomnie, les abcès et les furoncles.

Le «sept d'enfer»

Le «sept d'enfer» est une préparation obtenue en diluant une dizaine de comprimés de *Magnesium phosphoricum* dans de l'eau chaude (voir description détaillée p. 76). Il sert de remède instantané dans des situations de stress, de crampes, de coliques, de crises, de douleurs soudaines et dans tous les troubles liés au système nerveux. Il est par exemple un tranquillisant efficace pour ceux qui ont des difficultés à s'endormir.

Le «sept d'enfer» peut s'utiliser plusieurs fois par jour et se combine bien avec d'autres sels correspondant au trouble relevé.
Ce remède convient aux enfants de tout âge et même aux nourrissons. Il peut s'ajouter au biberon.
Le dosage est fonction de l'âge.
Les écoliers stressés et rendus nerveux par les exigences scolaires retrouvent leur calme avec le «sept d'enfer» et peuvent être soutenus. La combinaison avec *Calcium phosphoricum* est particulièrement recommandée dans ce cas.

Description des douze remèdes : fonctions et effets

Pour obtenir les meilleurs résultats avec les sels de Schüssler, il convient d'abord de se familiariser avec chacun d'entre eux.

En effet, il faut bien connaître leur champ et leur mode d'action pour savoir les choisir. Nous essayerons, dans les présentations cidessous, de toujours mettre en évidence la caractéristique principale de chaque remède, pour en faciliter le choix. Le diagnostic facial (voir p. 21) est une aide importante dans ce choix.

N°1 – *Calcium fluoratum* (fluorure de calcium, fluorine)

Calcium fluoratum assure en premier lieu l'élasticité des tissus. Cette substance est présente dans les parois vasculaires, à la surface des os, dans les tissus musculaires, conjonctifs, ligamenteux et osseux. Mais aussi dans le cœur, les poumons, les reins, le cerveau, les yeux et l'émail des dents. Sa principale fonction est de maintenir la capacité de contraction des fibres élastiques après une extension. En cas de carence prolongée de *Calcium fluoratum*, l'élasticité des fibres musculaires diminue. Celles-ci peuvent encore s'allonger mais ne se contractent plus. Il s'ensuit un relâchement dans tout le corps (ventre, utérus) entraînant souvent une descente de l'utérus ou un affaissement des seins.

Le relâchement de liens très fins, comme ceux qui rattachent les dents à la gencive conduit au déchaussement des dents et à leur perte. L'émail contient une forte proportion de fluorine. Une carence en fluorine chez le petit enfant donne des dents aux arêtes vives et découpées.
Le relâchement et le durcissement des fibres musculaires dans les vaisseaux sanguins affaiblit la circulation et conduit à l'apparition de varices et à des prolongations radiées parce que les parois veineuses ont perdu leur élasticité.
D'autres symptômes sont les gerçures fréquentes de la peau, le plus souvent dans la paume de la main et entre les orteils, une faiblesse musculaire, un raccourcissement des tendons et des muscles, les troubles de la mémoire dus au durcissement des fines fibres du cerveau, des douleurs provenant de l'usure des os et des articulations, des enflures, une formation excessive de corne, des cors souvent très durs, des ongles et des cheveux cassants (signes aussi d'un manque de *Silicea*). Si le corps ne reçoit pas suffisamment de *Calcium fluoratum*, il puise la substance manquante dans ses réserves, ce qui conduit aux symptômes énoncés. Les premiers signes perceptibles sont extérieurs (peau et ongles) et l'on devrait y voir la marque d'un besoin des organes internes de certains sels minéraux.
Un durcissement des tissus et des glandes par manque de *Calcium fluoratum* peut provoquer une cirrhose du foie, des reins contractés ou flottants, l'agrandissement et le durcissement de la thyroïde ainsi que le durcissement de la rate et des ganglions lymphatiques.
Quand *Calcium fluoratum* fait défaut, l'ensemble du corps est limité dans ses mouvements par des douleurs articulaires, par exemple quand il essaie de lever ou d'étirer un membre. Les articulations les plus touchées sont généralement les grandes, celles des épaules, des genoux, des hanches et de la colonne vertébrale.
Comme la fluorine est essentiellement présente dans la substance dure du corps, une carence met en général du temps à se manifester et nécessite corrélativement plusieurs mois pour être comblée. Prendre pendant ce temps 5 fois 2 comprimés en D12 par jour.

Champ d'application de *Calcium fluoratum*

Calcium fluoratum agit lentement et remédie à des carences installées depuis des années. La dilution D12 est la plus appropriée pour un traitement de longue durée. Mais une amélioration spontanée s'observe souvent déjà après une ou deux semaines de traitement, ce qui ne doit surtout pas entraîner un arrêt du traitement. Lorsque des symptômes aigus apparaissent, par exemple une forte douleur ou une sensation de rigidité dans les membres et dans tout le corps, on peut commencer pendant les premières semaines par un traitement en D6 avant de poursuivre en D12.

À titre préventif, il est conseillé aux femmes enceintes et aux «jeunes» mères de prendre *Calcium fluoratum* pour stimuler la régénération des organes de gestation et rétablir l'élasticité de la peau. Si l'on commence à prendre *Calcium fluoratum* dès le début de la grossesse (8 à 10 fois 1 comprimé en D6), on peut éviter la formation de vergetures et le relâchement des tissus. En massant soigneusement le ventre et les cuisses à l'aide d'une pommade au *Calcium fluoratum* pendant les deux derniers mois de la grossesse, on évitera en général une déchirure du périnée à l'accouchement.
Le même traitement à base de comprimés et de pommade est également très efficace en cas de rétrécissement des tendons et des ligaments (les doigts, les bras ou les jambes ne peuvent plus se tendre sans de fortes douleurs), de kératose importante (formation de corne), de cors aux pieds et de callosités douloureuses. Des pieds à la voûte affaissée retrouvent une certaine tonicité si l'on prend pendant un certain temps ce sel en D12 et si on les enduit de pommade pendant plusieurs mois ou même plusieurs années.

Diagnostic facial

En général, une carence en *Calcium fluoratum* donne lieu à la formation de petites rides longitudinales et transversales, en forme de losange, autour des yeux, et à un teint brillant comme du vernis, qui apparaît en premier lieu au front.

◻ Signes sur le visage d'une carence en plusieurs sels minéraux

Ferrum phosphoricum* et *Calcium fluoratum

Rougeur ferrum, surtout au front, aux oreilles et aux joues, qui deviennent chauds à cause d'un afflux de sang.
Cernes noirs à la racine du nez et au-dessus, rides en losange sur fond rouge brun. La rougeur inflammatoire qui ressemble à du velours et qui paraît avoir été déposée à la surface de la peau part des joues et rejoint le dessus du nez. Le nez est au milieu de la zone rouge (nez d'ivrogne, érysipèle facial). Ces symptômes témoignent aussi d'un manque de *Natrium sulfuricum*.

Kalium chloratum* et *Calcium fluoratum

La peau du visage est blanc bleutée ou blanc rougeâtre et laiteuse. Rides en losange.

Kalium phosphoricum* et *Calcium fluoratum

Peau gris cendré, d'apparence sale – très net au menton et aux tempes. Rides en losange.

Kalium sulfuricum* et *Calcium fluoratum

Rides en losange et bordures jaune-brun aux paupières. Cette couleur apparaît souvent aussi en cas de problèmes rénaux. Si les rides en losange sont très marquées, la couleur jaune-brun est mise en évidence par l'apparition d'une couche jaune-rouge sur le relief des rides.

Magnesium phosphoricum* et *Calcium fluoratum

La rougeur magnésium marque les joues sur une surface grosse comme une montre d'homme, de part et d'autre des ailes du nez. La couleur est d'un rose presque artificiel. Les parties touchées ne sont pas plus chaudes comme c'est par exemple le cas avec la rougeur ferrum.

Natrium chloratum et Calcium fluoratum

Le visage a l'air bouffi. Rides en losange autour des yeux, avec ou sans traînées huileuses sur les bordures de paupières. Éclat gélatineux entourant surtout la région du nez et s'accompagnant de grosses pores ouvertes.

Natrium phosphoricum et Calcium fluoratum

Rides en losange, comédons et aspect graisseux, comme si la peau avait été enduite de gras.

Natrium sulfuricum et Calcium fluoratum

Rides en losange fréquentes, avec teinte jaune-vert de part et d'autre de la racine du nez.

Silicea et Calcium fluoratum

Rides précoces, pattes-d'oie, rides en losange, yeux enfoncés, éclat vitreux et vernissé. Si ce dernier est d'une teinte jaune-vert, il manque aussi *Natrium sulfuricum*. S'il est jaune-brun, il faut prendre *Kalium sulfuricum* comme troisième sel. Autres signes d'une carence en *Silicea* et *Calcium fluoratum* : cheveux sans éclat, perte de cheveux et ongles cassants aux doigts et orteils.

Sources naturelles de *Calcium fluoratum*

Le poisson, les fruits de mer, les noix, les amandes, les graines complètes, le thé, le beurre et les graines de soja sont souvent riches en fluor.
On en trouve aussi dans les légumes verts, la salade, les prunes, la rhubarbe, le cresson et le citron.

Action de *Calcium fluoratum* sur le plan psychospirituel

La mobilité corporelle est aussi une condition de mobilité spirituelle et de développement personnel.

Une carence en ce sel entraîne une diminution de la mobilité physique, ce qui nuit considérablement à la qualité de la vie. Quand presque tout le corps est douloureux à cause d'un durcissement ou d'un rétrécissement des tendons, des ligaments ou de la surface des os, et que l'apparition d'une corne épaisse rend la marche difficile, la joie de vivre diminue et l'on réfléchit à deux fois avant d'entreprendre quoi que ce soit. On se sent vieux et rigide et on laisse à d'autres les belles occupations de la vie comme se promener, visiter des manifestations culturelles, etc., car le moindre effort est trop dur à supporter. Chaque acte de la vie quotidienne devient un supplice.
La perte de l'élasticité n'entraîne pas seulement des limitations extérieures mais touche aussi les domaines psychiques et spirituels. Un manque de *Calcium fluoratum* induit souvent une difficulté à prendre des décisions, la peur devant l'inconnu, l'incapacité à mener à bien un projet, des troubles de la mémoire, la peur de l'avenir, l'affaiblissement de la vue, et donc aussi de la contemplation intérieure. On se sent désaxé, décentré et on perd le sentiment de sa propre valeur. De tels symptômes peuvent considérablement inhiber le développement personnel sur les plans psychique et spirituel et empêcher la personne de se réaliser. Elle n'ose plus entreprendre grand-chose et ne s'aventure qu'en terrain sûr.

Temps de prise optimal : après 19 heures, surtout pour un traitement de longue durée. Dans les crises aiguës, aussi pendant la journée.

N°2 – *Calcium phosphoricum* (phosphate de calcium)

Calcium phosphoricum nourrit en premier lieu les substances dures du corps, c'est-à-dire les os et les dents. C'est pourquoi ce sel est particulièrement important pour les enfants dont le squelette et les dents se développent difficilement (rachitisme). Chez les personnes plus âgées, *Calcium fluoratum* combat la calcification des os, l'ostéoporose, les tophus des goutteux et les excroissances osseuses. C'est un produit de convalescence après une opération ayant entraîné d'importantes pertes de sang, en cas de fracture ou d'état anémique. Il sert aussi à restaurer les tissus et le système nerveux.

Mais il a encore d'autres effets sur notre organisme. Sans ce sel, la coagulation du sang ne serait pas possible. *Calcium fluoratum* tonifie les muscles ainsi que les organes et les tissus affaiblis par la maladie. Il lie l'albumine dans le sang et joue un rôle important dans le métabolisme du sang. Avec *Ferrum phosphoricum*, il est un excellent remède pour renforcer le système immunitaire.
Calcium phosphoricum fait disparaître les crampes musculaires qui ressemblent à des courbatures mais durent longtemps. En cas de crampes soudaines et fortes pendant la nuit, prendre en outre *Magnesium phosphoricum*.
Pour fabriquer un sang sain et un appareil musculaire puissant, il est recommandé de prendre ensemble *Calcium phosphoricum*, *Calcium fluoratum*, *Natrium chloratum* et *Silicea*.
Bien sûr, une alimentation équilibrée est la condition première pour la bonne efficacité de ce sel. L'on sait que les sucreries, la farine blanche et les protéines animales contribuent le plus fortement à la formation de mucosités et qu'ils sont grands consommateurs de *Calcium phosphoricum*. Lorsque ce sel, qui est nécessaire à la fabrication organique de protéines, est présent en quantités insuffisantes, la plupart de ces protéines sont éliminées sans avoir été digérées. Dans ce processus, il manque aussi *Kalium chloratum*, de sorte que les fibres ne sont pas gardées dans le corps.

Champ d'application de *Calcium phosphoricum*

Calcium phosphoricum agit lentement sur des carences déjà présentes depuis des années. Il s'harmonise bien avec *Calcium fluoratum* et *Silicea*. Il exerce un effet apaisant sur le système nerveux et dans les situations de stress.
Il peut être administré lorsque le pouls s'accélère à la suite d'une agitation émotionnelle ou d'une inquiétude. Les insomnies qui apparaissent après minuit peuvent être combattues avec efficacité

avec quelques prises de ce sel, réparties tout au long de la journée. Mais ce n'est pas un somnifère à prendre directement avant le coucher. 4 comprimés de *Kalium phosphoricum* en D6 conviennent parfaitement.

En cas de troubles de la pulsion sexuelle, *Calcium phosphoricum* en D6 peut contribuer à un équilibre harmonieux des forces.
Pendant les crises d'allergie de toutes sortes, sucer 1 comprimé (en D6) toutes les 5 à 10 minutes.
Pour prévenir une carence en calcium avant et après la naissance, les femmes enceintes sont invitées à prendre pour elles-mêmes et pour l'enfant *Calcium phosphoricum* en D6 et *Calcium fluoratum* en D12 pendant la grossesse et l'allaitement. Ces produits confèrent à l'enfant une charpente osseuse robuste et de bonnes dents, et éviteront des problèmes de mauvaise posture.
Calcium phosphoricum agit également avec efficacité contre les nausées des premiers mois de grossesse.
Calcium phosphoricum est aussi recommandé en cas de fourmillements dans les membres ou d'endormissement de ceux-ci, d'extrémités froides, de poussées de fièvres subites et de troubles de la croissance (construction des os) chez les enfants, de maux de tête en lien avec l'école, de présence de protéines dans les urines, de troubles de la coagulation du sang, d'haleine malodorante, de crampes musculaires, de maux de tête par surmenage, de tendance à la fracture osseuse, d'ostéoporose, d'appétit excessif, de douleurs de croissance chez les enfants, d'états de choc, de douleurs articulaires rhumatismales, de kystes, de météorisme, de diarrhée chronique, de transpiration nocturne, de menstruations trop abondantes et de convalescence.
Pour tous ces troubles qui durent plus ou moins longtemps, des prises d'1 comprimé en D12, 8 à 10 fois par jour, sont nécessaires.

Les états qui nécessitent un apport de *Calcium phosphoricum* s'améliorent au chaud, s'aggravent au froid, dans les courants d'air et dans l'effort. Il y a envie de salé et de fumé.

Diagnostic facial

□ Signes sur le visage d'une carence en plusieurs sels minéraux

Calcium fluoratum* et *Calcium phosphoricum
Formation de rides en losange. Peau du visage d'un blanc jaune-rougeâtre et d'un aspect cireux («visage de poupée de cire»), en commençant par les oreilles.

Ferrum phosphoricum* et *Calcium phosphoricum
Des cernes se forment sur un visage cireux. La rougeur ferrum, intempestive, peut entièrement recouvrir l'aspect cireux. Elle paraît plus brillante sur la peau cireuse.

Kalium chloratum* et *Calcium phosphoricum
La peau est laiteuse, cireuse ou blême. La peau blême n'est pas lisse.

Kalium phosphoricum* et *Calcium phosphoricum
Peau gris cendré et cireuse.

Kalium sulfuricum* et *Calcium phosphoricum
Peau jaune-brun et cireuse.

Magnesium phosphoricum* et *Calcium phosphoricum
Une rougeur de magnésium – comme décrite page 23 – apparaît en taches de la taille d'un cadran de montre d'homme de part et d'autre du nez sur les joues. Mais la peau conserve une apparence cireuse, comme chez une poupée.

Natrium chloratum* et *Calcium phosphoricum
Peau cireuse, encore porteuse d'autres marques : elle peut être bouffie et briller d'un éclat vitreux, gélatineux. Les bordures de paupières frappent par leur aspect fréquemment huileux.

Natrium phosphoricum* et *Calcium phosphoricum
Apparence cireuse et graisseuse. Comédons fréquents.

Natrium sulfuricum* et *Calcium phosphoricum
Peau jaune et cireuse, avec souvent une rougeur inflammatoire.

Silicea et *Calcium phosphoricum*
Apparence cireuse avec éclat vitreux, yeux enfoncés et pattes-d'oie.

Sources naturelles de *Calcium phosphoricum*

Le calcium est principalement contenu dans les aliments à base de céréales complètes et de produits laitiers, mais aussi dans les noix, notamment les amandes, le poisson, les fruits de mer, les légumes à feuilles vert foncé, les pommes de terre. Le phosphore est présent dans les œufs, la viande, le poisson, les pommes de terre et les produits laitiers.

Action du *Calcium phosphoricum* sur le plan psychospirituel

Ce type de carence s'observe fréquemment chez les constitutions fines. Les enfants concernés sont souvent sujets à la neurasthénie, accompagnée d'épuisement rapide à la fois physique et mental. Le froid et l'humidité sont ressentis comme désagréables et le patient est amené à toujours rechercher la chaleur, et la sympathie sur le plan affectif. Des agressions et des déceptions se produisent quand l'on veut forcer des choses qui pourtant ne s'obtiennent pas par la force.

L'état d'esprit qui naît des troubles cités consiste en une incapacité à pouvoir accepter sa propre mission dans la vie et son destin. Une peur devant l'avenir s'installe. Il devient difficile de construire des structures de vie qui serviront de repère. Souvent, on suit ses objectifs «de toutes ses forces», sans être profondément convaincu intérieurement.

Sur le plan spirituel, *Calcium phosphoricum* agit en permettant aux forces psychiques et mentales de se concrétiser d'une manière lumineuse, et dans sa vie, la personne devient capable de faire confiance aux puissances supérieures.

Temps de prise optimal : le matin et l'après-midi

N°3 – *Ferrum phosphoricum* (phosphate ferrique)

Ferrum phosphoricum est parmi les substances minérales biochimiques le remède par excellence des premiers secours. Via l'hémoglobine du sang, il contribue, avec l'aide de l'oxygène de l'air inspiré, à apporter des forces vitales au corps entier. Il renforce les parois des vaisseaux et notamment des artères. Une circulation libre du sang est une condition essentielle pour être en bonne santé et se sentir bien. C'est pourquoi *Ferrum phosphoricum* devrait régulièrement être pris à titre préventif, quels que soient les symptômes. Il est absorbé par la plupart des organes, tels que la thyroïde, le pancréas, le foie, le cerveau, les cellules musculaires, le sang et les parois intestinales.
Une congestion (excès de sang) liée à une inflammation, les douleurs qui en résultent, la fièvre ou un pouls accéléré demandent un apport supplémentaire d'oxygène. Or *Ferrum phosphoricum* permet au sang de mieux fixer l'oxygène et de le transporter en plus grandes quantités aux parties du corps concernées. Ce remède peut être pris à titre prophylactique, dès les premiers signes d'un processus inflammatoire. *Ferrum phosphoricum* est vivement recommandé dans les maladies anémiques, c'est-à-dire quand le sang est pauvre en globules rouges ou quand la personne présente une tendance aux hémorragies (saignements de toutes sortes). Il existe peu de troubles sur lesquels *Ferrum phosphoricum* n'exerce pas un effet favorable. Il peut être pris sans dommage en complément d'autres médicaments et renforce tout autre traitement.

Champ d'application de *Ferrum phosphoricum*

Ferrum phosphoricum est un remède dans les maladies aiguës et fiévreuses, en particulier au stade initial d'une inflammation. En cas de besoin, il permet à l'organisme de mieux se défendre. Il n'abaisse pas la température mais remédie à la cause d'une inflammation. Quand le corps a besoin d'une fièvre prolongée pour se débarrasser de substances pathogènes, on peut, après *Ferrum phosphoricum,* administrer *Kalium phosphoricum* si la température dépasse 38,5° C. En cas de fièvre, il est très important de rester alité, car l'activité musculaire est consommatrice de fer qui pourrait, sinon, être mis à la disposition du système immunitaire pour combattre la maladie.

Ferrum phosphoricum peut s'employer contre toute forme de saignement et de plaie, contre les états anémiques, les douleurs, les entorses, les claquages musculaires, le surmenage, les troubles de l'irrigation avec douleurs rhumatismales, les maladies gastriques aiguës et douloureuses, le vomissement et la diarrhée accompagnés de fièvre, un système immunitaire affaibli provoquant des maladies et des allergies à répétition, à un rythme rapproché, l'otite, les inflammations de la gencive, l'acné et d'autres maladies de la peau.

Ce remède est particulièrement recommandé à un âge avancé, mais aussi en pédiatrie, contre des blessures mineures telles que coupures, éraflures et écorchures, sur lesquelles *Ferrum phosphoricum* peut être appliqué extérieurement. Il suffit de saupoudrer la plaie de 2 à 3 comprimés réduits en poudre ou de préparer une pâte avec cette poudre et un peu d'eau, et de l'étaler sur la blessure. *Ferrum phosphoricum* convient pour un premier soin en cas de crampes ou de claquage musculaire. Il a alors un rôle nourrissant et anti-inflammatoire.

Un début de refroidissement peut être stoppé avec *Ferrum phosphoricum* dans les tout premiers stades de la maladie, dès l'apparition des premiers symptômes tels que maux de tête, irritation de la gorge, nez bouché. Il faut à cet effet, sucer le matin à jeun 4 comprimés suivis d'1 comprimé toutes les demi-heures jusqu'à la fin de l'après-midi.

Conseil : prendre *Ferrum phosphoricum* en D12 même dans les affections aiguës. Moins soluble dans l'eau, ce sel est mieux absorbé par le corps dans cette dilution. Songez que la consommation de café, de thé noir et de chocolat nécessite davantage de fer que d'autres aliments.

Ce médicament agit favorablement dans toutes les maladies qui s'aggravent la nuit, avec la chaleur ou le mouvement et qui s'améliorent au repos et dans la fraîcheur.

Diagnostic facial

La rougeur ferrum est claire et apparaît sur les joues et le front, tout en épargnant le nez. Les parties rougies de la peau sont chaudes et semblent être à une température plus élevée que le reste du corps. Si la rougeur apparaît brusquement, elle indique généralement l'imminence d'une maladie fiévreuse. S'il manque *Ferrum phosphoricum*, les yeux sont enfoncés dans leurs orbites. La carence en *Ferrum phosphoricum* se manifeste souvent par une couleur de peau gris noir, surtout autour des yeux mais qui peut s'étendre à tout le visage quand la carence est très forte.
En outre, les oreilles sont rouges et chaudes, et le visage rougi et brûlant après un effort physique. En effet, un excès d'activité sportive fatigue les muscles à cause d'une consommation plus élevée de fer lorsque la teneur en *Ferrum phosphoricum* est insuffisante.

☐ Signes sur le visage d'une carence en plusieurs sels minéraux

Calcium fluoratum et *Ferrum phosphoricum*

Apparition de rides en losange avec rougeur ferrum ou cernes. Les rides en losange commencent aux coins intérieurs des yeux et s'étendent au-dessus des paupières ; les cernes, en revanche, commencent déjà à la paroi nasale supérieure entre les sourcils. À l'endroit où les rides en losange et les cernes se recouvrent apparaît une couleur de fond, brun rouge.

Calcium phosphoricum et *Ferrum phosphoricum*

La peau du visage chargée de cernes ou de rougeur ferrum paraît cireuse. La rougeur se reconnaît facilement à son éclat brillant qui se détache clairement du fond cireux.

Kalium chloratum* et *Ferrum phosphoricum
La peau paraît laiteuse, chargée d'une rougeur ferrum et de cernes sombres.

Kalium phosphoricum* et *Ferrum phosphoricum
La peau paraît gris cendré, comme si elle avait été salie par une poussière de couleur sombre. La rougeur ferrum et les cernes apparaissent également.

Kalium sulfuricum* et *Ferrum phosphoricum
La peau prend une teinte brun jaunâtre. Une rougeur ferrum et des cernes apparaissent. Souvent aussi des taches de rousseur.

Magnesium phosphoricum* et *Ferrum phosphoricum
La peau du visage prend une rougeur de magnésium et des cernes ou une rougeur mélangée, lorsque les deux sels minéraux font défaut. En ce cas, il peut y avoir apparition de taches rouges et rondes sur les joues. Le visage peu rougir et les oreilles s'échauffer en rougissant.

Natrium chloratum* et *Ferrum phosphoricum
Le visage a l'air bouffi et se recouvre d'un éclat gélatineux. Les bordures de paupières sont graisseuses. Une rougeur ferrum et des cernes apparaissent. Si les cernes sont très sombres, il convient de vérifier l'état des reins.

Natrium phosphoricum* et *Ferrum phosphoricum
La peau prend une apparence grasse et luisante et se couvre d'une rougeur ferrum accompagnée de cernes. Comédons fréquents.

Natrium sulfuricum* et *Ferrum phosphoricum
La peau prend une couleur jaune à laquelle s'ajoutent une rougeur ferrum et des cernes. Il peut aussi apparaître une rougeur mélangée ou inflammatoire.

Silicea* et *Ferrum phosphoricum
Apparition de rides prématurées et surtout de pattes-d'oie. Les yeux s'enfoncent et des cernes apparaissent, mais ils ne sont pas

aussi sombres et gris cendré qu'en cas de carence de *Kalium phosphoricum* et *Ferrum phosphoricum*. Un autre signe réside dans l'éclat vitreux et la rougeur ferrum.

Sources naturelles en *Ferrum phosphoricum*

Ces substances sont surtout présentes dans les céréales complètes, le sarrasin, les noix, les lentilles, les pois, les prunes, les fraises, les dattes, la ciboulette, les épinards, la mâche, la laitue, le cresson, le chou, la levure de bière, les produits à base de soja, les flocons d'avoine, les germes de céréales, les œufs, la viande, le poisson, les pommes de terre et les produits laitiers.

Action de *Ferrum phosphoricum* sur le plan psychospirituel

Avec *Ferrum phosphoricum,* il s'agit de vérifier les conditions de vie actuelles et de résoudre les problèmes qui se posent. De petites choses quotidiennes, souvent banales, demandent de l'attention, de l'amour et des solutions. Sans régler ces petites choses qui sont souvent source de soucis et de mauvaise humeur, les grands problèmes ne peuvent pas trouver de véritable solution.

La symbolique attachée à *Ferrum phosphoricum* donne des pistes sur les domaines de vie à travailler si nous sommes affectés d'une maladie liée à un manque de *Ferrum phosphoricum*, surtout si cette maladie revient constamment. *Ferrum phosphoricum* est étroitement lié à l'absorption de l'oxygène dans le sang et donc au processus vital le plus important, celui de la respiration. Quand *Ferrum phosphoricum* manque, nous suffoquons, la circulation de l'air ne se fait pas tranquillement mais se bloque. Envahis de peurs cachées, nous nous sentons impuissants à maîtriser momentanément des processus de vie essentiels et à accomplir de manière satisfaisante notre programme quotidien. Une respiration profonde et calme implique un lâcher-prise de nos vieux modèles de comportement. Il faut se changer, tirer au clair des points désagréables dont on veut se débarrasser depuis longtemps pour faire place à d'autres possibilités d'évolution. *Ferrum phosphoricum* apporte ici l'aide nécessaire.

Temps de prise optimal : commencer de bon matin à jeun et poursuivre jusqu'à la fin de l'après-midi. Les prises tardives sont défavorables parce que *Ferrum phosphoricum* n'est plus aussi bien absorbé par le corps et que des personnes sensibles peuvent être empêchées de dormir. Contre une inflammation aiguë apparaissant l'après-midi ou le soir, prendre de préférence *Kalium phosphoricum* pour bien dormir. Le matin suivant, commencer avec *Ferrum phosphoricum*.

N°4 – *Kalium chloratum* (chlorure de potassium, Kalium muriaticum)

Kalium chloratum est le remède pour le deuxième stade inflammatoire et contre les inflammations chroniques. Il s'unit à une substance organique et fibreuse, la fibrine. En cas de carence de *Kalium chloratum*, la fibrine perd son pouvoir d'action et s'élimine sous forme de glaires épaisses, d'un blanc gris, qui favorisent les rhumes et d'autres affections des muqueuses. *Kalium chloratum* est complété par *Calcium sulfuricum*. Les deux sels purifient le sang et détoxiquent l'organisme. Ils sont particulièrement utiles quand le sang devient trop épais et tend à provoquer des thromboses. *Kalium chloratum* évite que des substances fibreuses éliminées par les muqueuses ne chargent le sang en restant prisonnières des muqueuses. Le sang est purifié et sa fluidité s'améliore.
Une carence en *Kalium chloratum* fait apparaître encore d'autres symptômes : excrétions épaisses et fibreuses, langue chargée et blanche, selles trop claires (manque de bilirubine, qui est le colorant de la bile). Un manque prolongé de *Kalium chloratum* affaiblit l'activité du foie et son métabolisme.

Ce remède devrait aussi être utilisé contre les enflures de toutes sortes ainsi que pour stimuler la fonction détoxiquante des hormones. En alternance avec *Ferrum phosphoricum*, *Kalium*

chloratum est le remède indiqué de toutes les maladies inflammatoires affectant les organes respiratoires, telles que mal de gorge, bronchite, amygdalite, toux, refroidissement, et des maladies infantiles telles que rougeole, varicelle, oreillons et croup.
Kalium chloratum intervient également dans la formation de la ptyaline, dans la salive. La ptyaline sert à la prédigestion. Si elle est présente en quantités insuffisantes, la personne se sent pleine et perd son appétit, surtout après la consommation d'aliments gras.

Champ d'application de *Kalium chloratum*

Kalium chloratum est principalement utilisé en dilution D6, au deuxième stade inflammatoire. Au premier stade, on prend *Ferrum phosphoricum* qu'il ne faut pas totalement arrêter quand débute le second stade. Alterner les prises de 4 fois 2 comprimés de *Ferrum phosphoricum* avec *Kalium chloratum*. La combinaison *Kalium chloratum* et *Ferrum phosphoricum* s'est avérée particulièrement efficace dans toutes les affections et les blessures accompagnées d'enflures, par exemple des ganglions lymphatiques. Les enflures, les pertes de sang, les douleurs aux articulations enflées (rhumatismes) déclinent plus rapidement avec une pommade de *Kalium chloratum* (mettre un bandage). En cas de plaie ouverte au deuxième stade, donc purulente, ajouter *Silicea*, à la fois sous forme de comprimés et de pommade.
En cas de sinusite persistante, on peut prendre alternativement toutes les heures un comprimé de *Kalium chloratum* ou un de *Ferrum phosphoricum*. Quand les glaires commencent à disparaître, des prises quotidiennes de 2 comprimés de *Kalium chloratum* environ 4 fois par jour sont encore nécessaires pendant quelques jours, voire quelques semaines jusqu'à guérison complète.
Kalium chloratum devrait être pris en D12 pendant des années en cas de processus inflammatoires chroniques et de tendance à la thrombose. Il suffit de 4 à 6 prises quotidiennes d'1 comprimé.

Kalium chloratum en D6 et *Natrium chloratum* en D6 sont d'excellents produits de détoxication du sang, qui trouvent de nombreuses applications pour mieux éliminer les substances

toxiques apportées par une anesthésie, des médicaments ou des vaccins. Il faut prendre cette combinaison pendant quelques mois à raison de 3 fois 1 comprimé par jour, en alternant *Kalium chloratum* et *Natrium chloratum*.
Kalium chloratum en D6 aide aussi à évacuer les substances toxiques absorbées avec la respiration ou par ingestion d'une nourriture avariée. *Kalium chloratum* active les glandes surrénales et stimule le processus de détoxication. L'action de *Kalium chloratum* est favorisée en buvant beaucoup d'eau.

Les troubles dus à un manque de *Kalium chloratum* s'aggravent avec la consommation d'aliments gras et fortement épicés. Ils s'améliorent avec des crudités, beaucoup de fruits. Éviter les produits laitiers qui génèrent beaucoup de glaires.

Diagnostic facial

En cas de besoin de *Kalium chloratum*, la peau du visage prend une couleur laiteuse blanc bleuté ou blanc rougeâtre. S'il manque plusieurs sels minéraux, la peau se couvre encore d'autres signes et couleurs caractéristiques.

□ Signes sur le visage d'une carence en différents sels minéraux

Calcium fluoratum et Kalium chloratum
Apparition de rides en losange sur un fond blanc bleuté ou blanc rougeâtre et laiteux, généralement autour des yeux. En cas de rides nombreuses, la couleur laiteuse apparaît également en d'autres endroits du visage.

Calcium phosphoricum et Kalium chloratum
Le visage paraît cireux, laiteux ou blême.

Ferrum phosphoricum et Kalium chloratum
Apparition d'une rougeur ferrum ou de cernes sur un fond laiteux.

Kalium phosphoricum et Kalium chloratum

Sur le fond laiteux, apparition très nette de cernes gris cendré, rendant le visage pâle et livide.

Kalium sulfuricum et Kalium chloratum

Apparition de cernes jaune-brun surtout autour des yeux, et d'une teinte laiteuse dans le reste du visage.

Magnesium phosphoricum et Kalium chloratum

Visage laiteux recouvert d'un voile de rougeur de magnésium qui ne paraît pas naturel.

Natrium chloratum et Kalium chloratum

Peau laiteuse typique ainsi que divers signes marquants. En cas de carence légère ou récente, apparition à la paupière inférieure d'un trait huileux et opaque. En cas de carence prolongée et persistante, visage bouffi, boursouflé de part et d'autre du nez, avec un éclat gélatineux sur un nez à pores grands ouverts.

Natrium phosphoricum et Kalium chloratum

Peau laiteuse d'un éclat gras et sale, généralement avec pores élargis et comédons sur le nez, le front et le menton. Surface de peau non lisse, et à la puberté, apparition fréquente de rougeurs dans la zone en T (front, nez, bouche).

Natrium sulfuricum et Kalium chloratum

Visage laiteux, de couleur vert-jaune, surtout aux tempes, au-dessus et en dessous du nez, ou bien rougeur bleutée inflammatoire sur le nez («nez d'ivrogne») qui peut s'étendre jusqu'aux joues.

Silicea et Kalium chloratum

Sur une peau laiteuse, apparition de pattes-d'oie, yeux enfoncés et éclat cireux. Les pores ne s'ouvrent pas comme sur une peau à l'éclat graisseux. Peau ramollie dans le visage et sur tout le corps, avec signes prématurés de vieillesse. Cheveux secs et sans vie, qui ont tendance à tomber, ongles des doigts et orteils cassants.

Sources naturelles de *Kalium chloratum*

Le potassium est contenu dans la plupart des fruits et légumes ; pommes de terre, pommes, figues, orge, chou, lentilles, olives, céleri, tomates, pamplemousse, citron, céréales complètes, graines de tournesol, fruits secs, poisson (surtout de mer), viande, volaille et produits laitiers. Une carence en potassium, pratiquement impossible avec une alimentation équilibrée, peut cependant apparaître avec l'absorption de certains médicaments (tranquillisants, somnifères, purgatifs, diurétiques, digitaline et autres remèdes cardiaques ou de la pression artérielle). Le chlore, surtout sous forme de sel de cuisine (chlorure de sodium), est présent dans presque tous les aliments qui sont fumés, mis en saumure ou préparés pour la consommation, tels que le fromage, la plupart des harengs, le jambon cuit ou fumé et les olives.

Action de *Kalium chloratum* sur le plan psychospirituel

Avec *Kalium chloratum,* il s'agit de réfléchir sur ses propres opinions et perceptions subjectives. Un travail sur soi permettra peut-être de découvrir que nos préjugés bien ancrés conduisent à blesser autrui ou à le juger ou traiter injustement. Cet état d'esprit peut être source de difficultés et de déceptions avec des personnes dont on ne partage pas l'opinion. En se mettant à la place de l'autre, on le comprend mieux. Souvent, les préjugés et les opinions rigides se construisent sur des sentiments de culpabilité ou d'un manque de valeur chez soi, qui inhibent le développement personnel. En établissant des rapports tendres et aimants avec soi-même et les autres, en rencontrant de nouvelles situations et de nouvelles personnes avec amour et sans prévention, la vie devient plus positive. L'esprit peut continuer à se développer. *Kalium chloratum* en D12 favorise de tels processus.

Temps de prise optimal : dans l'après-midi.

N°5 – *Kalium phosphoricum* (phosphate monopotassique)

Kalium phosphoricum est le sel minéral inorganique le plus important pour les cellules et en particulier pour la fluidité du sang et les globules rouges. Il nourrit les nerfs et sa teneur est particulièrement forte dans le cerveau, dans la musculature, notamment le muscle cardiaque, et dans le système nerveux central et végétatif. Un manque de potassium fatigue ces organes et conduit souvent à des troubles psychosomatiques tels que maux de tête, diarrhée nerveuse (fréquente chez les enfants), insomnie, crises d'asthme dues au stress, dépressions, manque de vitalité et de ressort, mauvaise humeur, apathie, somnolence diurne, irritabilité, difficulté à se concentrer, mauvaise mémoire, agitation, peurs, troubles sexuels et incapacité à accomplir un travail intellectuel.

En cas de carence, une insuffisance cardiaque peut apparaître et le corps est alors moins bien irrigué par le sang. *Kalium phosphoricum* protège, pendant une maladie, contre la décomposition tissulaire, et grâce à son effet antiseptique, contre l'auto-intoxication par des déchets toxiques du métabolisme que *Kalium chloratum* permet de rassembler et d'éliminer. Quand le nombre de cellules diminue fortement, *Kalium phosphoricum* doit être administré en grandes quantités, en combinaison avec *Natrium chloratum* pour la reconstruction cellulaire.
Les fumeurs ont un besoin important de *Kalium phosphoricum*, parce que la nicotine est très consommatrice de ce sel. De même, une attitude négative dans la vie, faite de haine, de jalousie, d'envie, de malveillance, de chagrin et de soucis consomme beaucoup de *Kalium phosphoricum*, ce qui peut être la cause de maladies graves. Ce sel minéral fortifie le système immunitaire en créant un milieu sain dans les liquides corporels (sang et liquide lymphatique), où les agents pathogènes ne trouvent pas de terrain favorable.
Kalium phosphoricum peut également être un excellent remède contre les processus inflammatoires accompagnés de fièvre. Il n'abaisse pas la température mais seconde le système immunitaire dans son travail de destruction et d'élimination des déchets du

métabolisme. Ce sel convient en particulier dans les états fébriles prolongés, qui s'accompagnent d'apathie et de délires légers.
Kalium phosphoricum est par ailleurs nécessaire pour fortifier l'ensemble de la musculature. En cas de manque prolongé, la personne peut se sentir plus limitée dans ses mouvements, ressentir une faiblesse générale par atrophie musculaire voire une paralysie. De tels symptômes peuvent également apparaître à la suite d'un surmenage physique persistant. Un sentiment de faim manifesté immédiatement après le repas peut être un signe de manque de *Kalium phosphoricum*. Cette faim signale une mauvaise absorption intestinale des substances nutritives tirées des aliments.
Kalium phosphoricum fortifie le corps en préservant et régénérant les cellules. C'est le principal remède contre tous les états d'épuisement et autres changements du bien-être à caractère dépressif.
Les états dus à un manque de *Kalium phosphoricum* s'aggravent le matin, par l'effort physique et intellectuel, l'agitation psychique et le froid. Le repos et la chaleur apportent une amélioration.

Champ d'application de *Kalium phosphoricum*

Kalium phosphoricum est conseillé en dilution D6. On l'utilise pour des températures supérieures à 38,5° C. On l'appelle «l'antiseptique interne» de la biochimie parce qu'il empêche le pourrissement des cellules. Il est le plus précieux des remèdes fonctionnels biochimiques dans les maladies aiguës et chroniques et les infections, accompagnées d'états inflammatoires et putrides. Dans les états inflammatoires aigus, le traitement commence avec *Ferrum phosphoricum*, et *Kalium phosphoricum* peut être administré au bout de deux jours environ en alternance avec *Ferrum phosphoricum*. Pour renforcer le corps quand la maladie régresse, *Kalium phosphoricum* se combine bien avec *Natrium chloratum*.
Kalium phosphoricum stimule la régénération cellulaire et le métabolisme et renforce le système nerveux mais pas de façon à provoquer de l'agitation. Au contraire : en cas de difficultés à

l'endormissement, il est possible de prendre 4 comprimés toutes les 15 à 20 minutes avant le coucher. Un calme intérieur s'établit, surtout en provenance du cœur, et le corps se prépare au sommeil qui sera calme et reposant.

En cas de persistance de certains symptômes (nervosité, troubles cardiaques d'origine nerveuse, tics nerveux et effets de paralysie dans le visage, épuisement physique et mental, baisse de mémoire et de concentration, sentiments de peur avec tachycardie, agitation constante, insomnie, manque d'envie pour toute activité mentale, hystérie, mélancolie, perte des forces en cas de saignements et de maladies infectieuses, surmenage permanent et mauvaise haleine inexplicable), il est conseillé de prendre pendant un certain temps 6 à 8 fois par jour 1 comprimé de *Kalium phosphoricum*.

Pour détoxiquer le corps et en cas de diarrhée due à une excitation psychique, suivie d'une grande faiblesse et d'une faim dévorante, il est possible de prendre par gorgées toutes les 5 à 10 minutes 20 comprimés dissous dans de l'eau.

Les cellules musculaires et nerveuses ont besoin de *Kalium phosphoricum*. Une carence en *Kalium phosphoricum* peut entraîner une atrophie et une faiblesse musculaire, des mouvements douloureux et parfois plus limités, la destruction cellulaire et la paralysie. En ce cas, il est conseillé d'absorber pendant un certain temps 1 comprimé 8 à 10 fois par jour.

Diagnostic facial

Les principales caractéristiques en cas de manque de *Kalium phosphoricum* sont une couleur de visage gris cendré, une apparence fatiguée, comme si le visage était recouvert de poussière gris noir et pas lavé. En cas de carence prolongée, les tempes, devenues grises trop tôt semblent généralement creusées à cause d'une perte de cellules. Apparition de fatigue et d'un grand besoin de repos.

☐ Signes sur le visage d'une carence en plusieurs sels minéraux

Calcium fluoratum et Kalium phosphoricum
Apparition de rides en losange sur le pourtour des yeux, d'aspect gris cendré.

Calcium phosphoricum et Kalium phosphoricum
Peau cireuse, comme chez une poupée de cire, pâle et gris cendré. Les oreilles sont particulièrement cireuses et pâles.

Ferrum phosphoricum et Kalium phosphoricum
Apparition d'une rougeur ferrum et d'une couleur de peau gris cendré, avec souvent des cernes bleu-noir dans le coin intérieur de l'œil vers la racine du nez.

Kalium chloratum et Kalium phosphoricum
Couleur de peau rouge laiteuse ou bleu laiteux, surtout aux paupières, recouverte d'une teinte gris cendré, la peau paraît pâle et livide. En cas de carence prolongée, cette couleur de peau peut se propager à tout le corps.

Kalium sulfuricum et Kalium phosphoricum
Colorations jaune brune et gris cendré de la peau. Si les taches de couleur sont juxtaposées, le visage prend un aspect tacheté. Les deux teintes se mêlent, surtout au menton. Il en résulte une couleur de peau entre jaune-brun et gris ou jaune-gris. Ces couleurs peuvent faire penser à un trouble du foie, ce qui est souvent le cas. À distinguer de la couleur jaune verdâtre qui apparaît avec un manque de *Natrium sulfuricum*.

Magnesium phosphoricum et Kalium phosphoricum
Rougeur de magnésium qui s'étend comme un voile rose délicat sur les joues mais aussi souvent sur tout le visage, le cou et le décolleté, sous forme d'une rougeur de feu. La couleur gris cendré caractéristique d'un manque de *Magnesium phosphoricum* s'étend dans la région des yeux et le reste du visage mais sous un léger voile de rouge magnésium.

Natrium chloratum* et *Kalium phosphoricum

Visage d'apparence bouffie et gris cendré. Éclat gélatineux, avec souvent des traits huileux en bordure des paupières. Les yeux ont tendance à pleurer sous l'effet d'excitations extérieures. C'est souvent l'indication d'un problème d'eau, donc surtout de reins. L'éclat gélatineux peut s'effacer. Dessous, la peau semble mate. Mais l'éclat effacé réapparaît rapidement.

Natrium phosphoricum* et *Kalium phosphoricum

Éclat graisseux, couleur de visage gris cendré, apparition de comédons. Éclat gras et sale, le plus souvent dans la zone en T (front, nez, menton). Comédons et peau peu nette sont les signes les plus clairs et signalent une hyperacidité du sang due à une alimentation déséquilibrée.

Natrium sulfuricum* et *Kalium phosphoricum

Apparition d'une rougeur inflammatoire sur les joues et le nez. Cette coloration peut devenir rouge bleutée, comme la couleur typique du «nez d'ivrogne». La région des yeux et souvent aussi du menton sont gris cendré. Le reste du visage est généralement d'un jaune vert très net, alors qu'en cas de carence de *Kalium sulfuricum*, apparaît plutôt un jaune-brun.

Silicea* et *Kalium phosphoricum

Peau gris cendré recouverte d'un éclat vitreux. Formation prématurée de rides, notamment de pattes-d'oie aux coins extérieurs de l'œil en direction des oreilles. Ramollissement général de la peau, ongles mauvais, perte de cheveux. Enfoncement des paupières cernées de couleur sombre.

Sources naturelles de *Kalium phosphoricum*

Le potassium ainsi que le phosphore sont présents dans les céréales complètes, les pommes de terre, le poisson, la viande, le lait et les produits laitiers, la volaille et les œufs. En combinant ces aliments avec des légumes verts à feuilles, et de la salade, cette carence ne devrait pas apparaître.

Action de *Kalium phosphoricum* sur le plan psychospirituel

Contre l'agitation intérieure, la peur et le doute, il faut *Kalium phosphoricum*. La fonction musculaire, notamment celle du muscle cardiaque, détermine dans une grande mesure le sentiment d'aller bien, ainsi que la manière dont on apprécie ce qu'on fait et dont on s'évalue. La symptomatique psychique, en cas de carence de *Kalium phosphoricum*, reflète la symptomatique physique. L'irritabilité, le doute et la peur mettent le sentiment d'amour au second plan. De tels états veulent nous signaler qu'il faut apporter plus d'amour à soi-même et aux autres et développer une confiance de base, peut-être perdue, dans les forces et les puissance supérieures. En abandonnant ses représentations négatives, dépressives et en croyant au bien, on recharge le corps et chacune de ses cellules d'une impulsion positive : l'âme et l'esprit peuvent retrouver la santé.

Temps de prise optimal : l'après-midi et le soir.

N°6 – *Kalium sulfuricum* (sulfate de potassium)

Kalium sulfuricum est présent dans l'épiderme, la couche externe de la peau et dans toutes les muqueuses. C'est aussi un excellent remède pour le foie parce qu'il soutient le travail de détoxication de cet organe. En présence de fer, il favorise le métabolisme cellulaire ainsi que l'utilisation de l'oxygène dans le sang, les cellules tissulaires et les organes de la respiration. Il stimule la circulation dans les veines et *Ferrum phosphoricum* celle dans les artères. *Kalium sulfuricum* est le remède du troisième stade des processus inflammatoires.
En cas de maladie chronique comme les démangeaisons de peau, les eczémas ou les allergies cutanées qui ne se déclarent pas vraiment mais ne guérissent pas non plus, il faut *Kalium sulfuricum*. Un refroidissement se manifestant par un rhume, des sinus encombrés ou de la toux provoque, si l'organisme est carencé en Kalium *sulfuricum*, des excrétions glaireuses jaunâtres, des desquamations, des catarrhes purulents et

chroniques des muqueuses de la gorge, du nez, des oreilles, des bronches, des conjonctives des yeux, de l'estomac, des intestins, du foie et des reins. Le manque d'oxygène dans le sang engendre de la fatigue, un manque d'enthousiasme, des troubles cardiaques nerveux, de l'apathie et souvent des maux de tête et des douleurs dans les membres et les muscles. Il y a aggravation dans une pièce mal aérée et amélioration à l'air libre.
Le soufre contenu dans *Kalium sulfuricum* favorise la détoxication du sang et des tissus en stimulant l'élimination des déchets du métabolisme. La prise de *Kalium sulfuricum* peut conduire, dans un premier temps, à une aggravation car le corps se détoxique aussi à travers la peau et peut alors y faire apparaître des impuretés. Dans toutes les infections cutanées prolongées, ce sel peut jouer un rôle utile. Il guérit la peau, et la rend belle dans sa structure, surtout si l'on prend *Silicea* en alternance.

Champ d'application de *Kalium sulfuricum*

Kalium sulfuricum est le remède du troisième stade des processus inflammatoires, c'est-à-dire, le stade de guérison. Il est recommandé d'en prendre quotidiennement 8 à 10 fois 2 comprimés en D6. En cas de maladies chroniques installées depuis des mois ou des années, la prise 4 à 6 fois d'1 comprimé par jour en D12 est recommandée.

En cas d'excrétions jaune foncé, provenant des muqueuses du nez, de la gorge et de la peau, ainsi qu'en cas d'eczéma, d'allergie, de névrodermite, d'acné, de desquamation avec fond jaune collant, et de verrues, sucer 10 fois 2 comprimés en D6 par jour. En accompagnement, il est possible d'appliquer une pommade de *Kalium sulfuricum* qui accélère la guérison et atténue ou fait cesser les démangeaisons.
S'il y a un problème de digestion, de courbatures, de douleurs rhumatismales, de membres lourds, de douleurs articulaires, de troubles hépatiques ou rénaux, il est possible de prendre 3 fois par jour 8 à 10 comprimés dissous dans de l'eau chaude. Comme *Kalium sulfuricum* favorise les processus métaboliques et détoxi-

quants, il convient de boire autant que possible pendant la durée du traitement, de préférence de l'eau distillée ou une eau qui a reposé, ainsi que des tisanes légères à la menthe qui pourront être relayées au bout de quelques semaines par une autre plante. Une bronchite au troisième stade (après *Ferrum phosphoricum* au premier stade et *Kalium chloratum* au deuxième stade) nécessite 2 comprimés de *Kalium sulfuricum* environ toutes les 2 heures.
D'excellents résultats ont été obtenus avec *Kalium sulfuricum* contre les boursouflures en peau d'orange de la cellulite. Un régime dissocié sans viande ni produits laitiers avait comporté beaucoup de fruits frais, de légumes verts foncé, de salades, de noix et de pain complet, accompagnés d'environ deux litres d'eau par jour pour l'élimination des déchets. En soutien, on administrait aux malades *Kalium sulfuricum* (2 comprimés par heure de 9h à 16h environ) et *Natrium phosphoricum* (de 17 h au coucher également 2 comprimés toutes les heures). Au bout de 4 à 6 semaines, la cellulite installée depuis souvent des années avait disparu.
D'ailleurs, le régime indiqué ci-dessus n'est pas seulement valable pour une thérapie mais contribue aussi en temps normal à une sensation de bien-être et de joie de vivre.

Diagnostic facial

Une carence en *Kalium sulfuricum* se lit sur le visage par l'apparition d'une coloration brun-jaune, soit par taches, soit répartie sur tout le visage. Comme la peau a tendance à aller vers l'ocre jaune, on suppose généralement une affection du foie. Ce qui est souvent le cas. La coloration jaune verdâtre qui apparaît avec un manque de *Natrium sulfuricum* est à distinguer absolument de la couleur jaune brun d'une carence en *Kalium sulfuricum*.

□ Signes sur le visage d'une carence en plusieurs sels minéraux

Calcium fluoratum et Kalium sulfuricum

Teinte du visage jaune-brun, avec rides en losange surtout autour des commissures des lèvres et des yeux.

Calcium phosphoricum et Kalium sulfuricum
Peau d'un aspect cireux, surtout dans la zone en T (front, nez, menton) et aux oreilles. L'aspect cireux en surface laisse clairement transparaître la pâleur et le fond jaune-brun.

Ferrum phosphoricum et Kalium sulfuricum
Apparition d'une rougeur ferrum et de cernes ferrum sombres sur fond jaune-brun.

Kalium chloratum et Kalium sulfuricum
Teint laiteux partout où la coloration jaune-brun n'apparaît pas, d'où un aspect tacheté.

Kalium phosphoricum et Kalium sulfuricum
Gris cendré mêlé de jaune-brun ou juxtaposition des deux teintes. Cernes d'un gris sale, surtout autour des yeux. Le visage a l'air non lavé et fatigué.

Magnesium phosphoricum et Kalium sulfuricum
Si la teinte jaune-brun recouvre tout le visage, la petite rougeur de magnésium est difficile à distinguer. Un examen plus précis révèle un voile rose sur le fond jaune-brun.

Natrium chloratum et Kalium sulfuricum
Peau du visage jaune-brun et bouffie, généralement de part et d'autre des ailes du nez. En cas de carence importante et durable, apparition d'un éclat gélatineux. Surface de la peau spongieuse et souvent inégale. Traits huileux en bordure de paupières. Les yeux larmoient facilement.

Natrium phosphoricum et Kalium sulfuricum
Peau jaune-brun, recouverte d'un éclat graisseux qui réapparaît vite après avoir été essuyé. Carence facile à observer avec l'apparition de pores élargis et de comédons. Excrétion accrue de matières grasses sur la peau, capable de voiler les lunettes et de tacher les vêtements et les draps.

Natrium sulfuricum* et *Kalium sulfuricum
Rougeur inflammatoire typique surtout sur le nez (nez d'ivrogne) et peau jaune-brun à jaune-vert. Cette dernière teinte est généralement plus apparente aux tempes.

Silicea* et *Kalium sulfuricum
Peau jaune-brun, recouverte d'un éclat vitreux. Yeux enfoncés et pattes-d'oie du coin de l'œil jusqu'à l'oreille, caractéristique d'une carence en ce sel.

Sources naturelles de *Kalium sulfuricum*

Kalium sulfuricum est présent dans les pommes de terre, les bananes, les fruits secs, les graines de tournesol, les produits à base de céréales complètes et les légumes, ainsi que dans les poissons de mer, la volaille, les œufs et les produits laitiers.

Action de *Kalium sulfuricum* sur le plan psychospirituel

L'état psychique dû à une carence en *Kalium sulfuricum* est dépressif et pleurnicheur, et s'accompagne souvent d'une tristesse inexplicable. Aggravation dans la soirée.
Cette substance minérale est un remède contre les troubles chroniques. Cela signifie, sur le plan psychique, qu'on se laisse tourmenter par des sentiments douloureux qui ont leur origine dans le passé et les conditions de vie qui en résultent. Quand, où, comment, est née cette blessure psychique ? Le temps est-il venu de passer en revue tout ce qui a fait mal à l'époque et laissé une blessure ? Peut-être est-il possible, dans la phase de développement personnel actuelle, de laisser revivre ce vécu ancien de l'âme, sans le refouler, en le regardant en face. Il ne s'agit pas seulement de lâcher prise mais aussi de pardonner pour que l'âme trouve sa paix. Soigner des «souffrances chroniques», y compris celles de l'âme, et préparer le chemin pour le nouveau qui s'annonce, là réside la force de *Kalium sulfuricum*.

Temps de prise optimal : après-midi et soir.

N°7 – *Magnesium phosphoricum* (phosphate de magnésium)

Magnesium phosphoricum est le minéral anti-stress car il tempère l'excitation, l'agressivité et l'irritation. C'est le remède biochimique contre les problèmes nerveux et les douleurs, les crampes, les coliques et tous les états d'agitation. Il détend et décrispe les systèmes nerveux et musculaire, agit contre les risques de thrombose, l'excès de cholestérol, l'infarctus et l'hypertension. De nombreux enzymes essentiels qui jouent un rôle vital dans le métabolisme sont activés par la présence de magnésium. Même le sang profite de ce minéral. Le processus de purification du sang est prolongé, ce qui peut être très important après une opération, pour prévenir une embolie. Il est anticoagulant et abaisse la teneur du sang en graisses, ce qui le rend essentiel dans la prévention des infarctus.

60 %, environ, des réserves de magnésium se situent dans les os et 40 % environ dans les tissus mous, d'où cette substance est libérée en fonction des besoins.

Un manque de *Magnesium phosphoricum* peut entraîner des troubles dans toutes les glandes telles que les ganglions lymphatiques, les glandes salivaires et la thyroïde, ainsi que dans le foie et la rate.

Via le système neurovégétatif, *Magnesium phosphoricum* soutient tous les mouvements involontaires dans l'organisme, tels que le péristaltisme intestinal, l'activité musculaire, la mobilité du diaphragme, les processus enzymatiques et le métabolisme. Une carence en *Magnesium phosphoricum* se répercute sur les fibres nerveuses des muscles lisses dont le rythme des mouvements est perturbé, ce qui conduit à de fortes douleurs, à des crampes et à des coliques. Mais les vaisseaux sanguins sont eux aussi crispés et ne peuvent plus acheminer correctement le sang aux organes, aux membres et à la peau. Cela conduit à des troubles de l'irrigation dans tout le corps, entraînant des étourdissements, un sentiment de constriction du cœur, de l'arythmie cardiaque, des tremblements, des migraines, des névralgies, des mains et des pieds froids. Un tel manque se traduit en outre par un besoin accru de consommer des produits excitants, tels que le chocolat, le café, l'alcool, la nicotine, par de la boulimie, un dessèchement de la peau, des douleurs dans le bas-ventre avant les règles, des nausées chez les femmes enceintes, des difficultés à l'endormissement, une excitabilité excessive, la peur devant un examen, des points de côté et des ballonnements importants. Les douleurs qui s'apaisent avec *Magnesium phosphoricum* sont vives, lancinantes, soudaines, fulgurantes, perçantes, incisives et peuvent s'accompagner de tressaillements ou de crampes et apparaître successivement en différents endroits du corps à de brefs intervalles.

Champ d'application de *Magnesium phosphoricum*

Pris sous la forme du «sept d'enfer», *Magnesium phosphoricum* est une véritable bénédiction dans tous les cas de douleurs subites, telles que crampes musculaires, abdominales ou gastriques, tressaillements des membres, tics aux yeux, aux commissures des lèvres, aux ailes du nez, aux paupières, douleurs poignantes, fulgurantes, névralgies, migraines, coliques, sentiment de constriction du cœur, asthme, maux de tête, problèmes de dents chez les petits enfants, agitation nerveuse et difficultés à l'endormissement. Dissoudre à cet effet une dizaine de comprimés dans une demi-tasse d'eau bouillie encore chaude. Ne pas utiliser d'instrument en métal pour tourner mais un outil en bois ou en plastique. Boire par petites gorgées en gardant chacune un petit moment dans la bouche avant de l'avaler. Avec ce type d'absorption, le remède agit très rapidement. C'est d'ailleurs la meilleure manière d'administrer ce produit (voir aussi page 17).

S'il faut prendre *Magnesium phosphoricum* pendant un temps plus long, par exemple en cas de troubles chroniques, tels que l'asthme ou l'agitation nerveuse, ou si l'on s'attend à des crampes avant les règles, on peut prendre 3 à 4 fois par jour 5 à 10 comprimés de la manière décrite ci-dessus.

Diagnostic facial

Un manque de *Magnesium phosphoricum* se signale par une rougeur claire et délicate. Elle apparaît sur les joues, le front, et parfois aussi sur tout le visage. Cette rougeur peut naître spontanément d'un sentiment de gêne, sous le coup d'une émotion forte, ou chez des jeunes ayant bu ne serait-ce qu'une gorgée d'alcool, rougeur de feu se répandant alors sur le visage, le cou et le haut de la poitrine.

□ Signes sur le visage d'une carence en plusieurs sels minéraux

Calcium fluoratum* et *Magnesium phosphoricum
Rides en losange, surtout autour des yeux et rougeur de magnésium.

Calcium phosphoricum* et *Magnesium phosphoricum
Visage cireux comme celui d'une poupée de cire, recouvert en partie ou en totalité de la rougeur claire et délicate de magnésium.

Ferrum phosphoricum* et *Magnesium phosphoricum
Différentes rougeurs peuvent apparaître, parfois difficiles à distinguer. Une observation minutieuse permettra de constater s'il s'agit de la rougeur claire et légère du magnésium ou de la rougeur ferrum, plus forte, caractéristique d'une peau échauffée. Souvent apparition de cernes sombres aux coins intérieurs des yeux.

Kalium chloratum* et *Magnesium phosphoricum
La teinte de base du visage est laiteuse et recouverte d'un délicat voile rose, paraissant presque artificiel. La teinte laiteuse peut aussi apparaître par taches. Sur ces taches, la rougeur de magnésium peut prendre une teinte de véritable rouge carmin.

Kalium phosphoricum* et *Magnesium phosphoricum
Peau du visage d'apparence gris cendré, fatiguée, sale, légèrement recouverte d'une rougeur de magnésium.

Kalium sulfuricum* et *Magnesium phosphoricum
Visage de couleur jaune-brun recouverte d'un léger voile de rougeur de magnésium que seul un regard attentif peut discerner.

Natrium chloratum* et *Magnesium phosphoricum
Apparition tout d'abord des signes caractéristiques d'un manque de *Natrium chloratum* : éclat gélatineux, surface de la peau gonflée et spongieuse, bordures de paupières huileuses. La rougeur de magnésium paraît délicatement surajoutée.

Natrium phosphoricum* et *Magnesium phosphoricum
Signes remarquables : comédons et éclat graisseux, recouverts d'un léger voile de rougeur de magnésium.

Natrium sulfuricum* et *Magnesium phosphoricum
Peau jaune avec rougeur de magnésium ou rougeur inflammatoire, qui paraît plus rouge et plus tachetée.

Silicea* et *Magnesium phosphoricum
Pattes-d'oie aux coins extérieurs de l'œil en direction des oreilles, ou yeux enfoncés, ou éclat vitreux avec rougeur de magnésium.

Sources naturelles de *Magnesium phosphoricum*

Le magnésium est essentiellement présent dans les légumes vert foncé, les salades vertes, le noyau de chlorophylle de la partie verte des plantes. Certaines eaux minérales et thermales contiennent également du magnésium. Autres aliments contenant du magnésium : céréales complètes, riz non poli, son et germes de blé, haricots, pois, betterave, agrumes, pousses de soja, noix de cajou, café, thé noir et cacao. Le phosphore est contenu dans les œufs, la viande, le poisson, les pommes de terre et les produits laitiers.

Action de *Magnesium phosphoricum* sur le plan psychospirituel

Certaines réactions indépendantes de notre volonté dans la vie extérieure peuvent elles aussi provoquer les symptômes corporels

typiques d'une carence en *Magnesium phosphoricum*. D'origine aussi involontaire que la péristaltique intestinale, la rougeur de magnésium apparaît sur le visage en cas d'émotion – positive ou négative. Cette rougeur signifie : ne me critiquez pas et acceptez-moi tel que je suis. Elle indique que la personne est très attentive à plaire et veut être reconnue. Le travail lié à *Magnesium phosphoricum* consiste par conséquent à se trouver soi-même et à devenir indépendant de l'opinion et de la reconnaissance des autres.
Par l'examen intérieur et la perception profonde de ses propres facultés, la personne doit parvenir à une grande clarté qui lui permet de développer ses talents et de les utiliser. La confiance en soi, le calme intérieur et la joie de vivre augmentent. *Magnesium phosphoricum* peut soutenir ces processus.

Temps de prise optimal : le soir avant le coucher, ou chaque fois que surgissent des douleurs de type crampes ou des maladies auxquelles s'applique le «sept d'enfer» (voir page 29).

N°8 – *Natrium chloratum* (sel de cuisine)

Natrium chloratum est le sel qui régule la teneur en eau et l'équilibre acido-basique dans le corps. Sa principale mission consiste à fournir suffisamment de liquide aux cellules, aux espaces extracellulaires ainsi qu'aux os, aux tissus cartilagineux, à l'estomac et aux reins. Les jus nutritifs provenant de l'alimentation ne peuvent être absorbés par les cellules que si le sodium et d'autres substances sont présents en quantités suffisantes. Le sodium stimule la régénération des cellules, assure l'excitabilité des nerfs et des muscles, favorise la formation de globules rouges, active l'élimination des toxines et le détachement des glaires dans les organes respiratoires.

Le sel de cuisine lie l'eau aux tissus. De ce fait, une trop forte absorption de sel de cuisine par le biais de la nourriture peut provoquer des symptômes de carence en *Natrium chloratum*. Ce manque est dû à une rétention accrue d'eau dans les cellules qui

réagissent en libérant une partie de leur liquide dans les espaces intracellulaires. Ce liquide provenant des cellules permet d'éliminer l'excès de sel de cuisine mais entraîne en même temps des sels précieux dont les cellules ont besoin pour se nourrir et se régénérer. Le sang et les fluides intracellulaires s'épaississent, ce qui entrave fortement l'échange normal de liquides et crée une surcharge pour les reins. Les toxines et les déchets du métabolisme ne sont plus éliminés dans les quantités suffisantes.
Les symptômes extérieurs qui en résultent peuvent prendre la forme d'allergies, de rhume des foins, de catarrhes, d'eczémas et d'autres affections de la peau qui sont autant de signes de détoxication. Mais si une carence importante perdure, les conséquences peuvent être plus graves : rhumatisme articulaire ou musculaire, artériosclérose, urines malodorantes, excrétions caustiques, écoulement anormal de salive et de larmes, diarrhée liquide, sous-alimentation due à des troubles de l'absorption dans les intestins et l'estomac, manque d'appétit, anémie, hémorroïdes, abattement, boursouflures surtout aux articulations (cheville) et dans le visage, enflures, hydropisie, migraine, fourmillements, mauvaise irrigation des extrémités. En cas de coup de soleil ou d'autres brûlures, *Natrium chloratum* est le sel minéral le plus important pour la régénération d'une peau saine.

Champ d'application de *Natrium chloratum*

Dans les cas aigus, prendre *Natrium chloratum* en D6 environ 6 à 8 fois par jour à raison d'1 à 2 comprimés par prise. Dans les affections chroniques déjà installées depuis longtemps, la dilution D12 convient mieux à une thérapie de longue durée. La prise d'1 comprimé 4 à 6 fois par jour suffit.
En cas de brûlures et de coups de soleil, les prises de *Natrium chloratum* peuvent être complétées par des enveloppements humides sur les parties atteintes de la peau. Dissoudre à cet effet environ 25 comprimés de *Natrium chloratum* (si possible en D4) dans un demi-litre d'eau bouillie et refroidie, que l'on utilisera pour les enveloppements. Les renouveler chaque fois que la sensation de fraîcheur a disparu. Quand la douleur s'est suffisamment

atténuée, les parties atteintes peuvent être enduites de pommade au *Natrium chloratum* jusqu'à ce qu'elles soient entièrement guéries. En cas de brûlure légère, la pommade peut être utilisée directement, sans enveloppements préalables. Mais humides et rafraîchissants, ceux-ci sont toujours agréables.

Tous les symptômes d'un manque de *Natrium chloratum* s'aggravent par temps humide ou dans un air humide. Amélioration dans une ambiance propre et sèche.

Diagnostic facial

Les signes marquants d'une carence en *Natrium chloratum* sont l'éclat gélatineux général, les bords huileux des paupières et surtout le visage boursouflé et bouffi ainsi qu'une peau des joues ferme et tendue, comme si elle allait craquer.

☐ Signes sur le visage d'une carence en plusieurs sels minéraux

Calcium fluoratum* et *Natrium chloratum
Apparition de rides en losange et de bords de paupières huileux. Visage bouffi et éclat gélatineux de la peau.

Calcium phosphoricum* et *Natrium chloratum
Visage pâle cireux et bouffi. Éclat gélatineux et bords de paupières huileux.

Ferrum phosphoricum* et *Natrium chloratum
Sur un visage bouffi apparaissent une rougeur ferrum, des cernes autour des yeux, des bords de paupières huileux ; ou encore une rougeur ferrum éventuellement accompagnée d'un éclat gélatineux et de taches.

Kalium chloratum* et *Natrium chloratum
Visage laiteux et bouffi, souvent accompagné de bords de paupières huileux, ou bien d'aspect laiteux et d'un éclat gélatineux.

Kalium phosphoricum* et *Natrium chloratum

Visage gris cendré et bouffi, généralement avec des bords de paupières huileux, ou gris cendré avec éclat gélatineux.

Kalium sulfuricum* et *Natrium chloratum

La coloration typique du visage est ici jaune-brun avec une peau boursouflée, des bords de paupières huileux et/ou un éclat gélatineux.

Magnesium phosphoricum* et *Natrium chloratum

Une rougeur typique de magnésium recouvre une peau boursouflée. Des bords de paupières huileux et un éclat gélatineux peuvent être d'autres signes caractéristiques.

Natrium phosphoricum* et *Natrium chloratum

Apparition d'un éclat graisseux et de comédons, bords de paupières huileux et peau du visage bouffie.

Natrium sulfuricum* et *Natrium chloratum

La peau du visage est jaune (plutôt jaune-verdâtre, et donc à distinguer clairement du jaune-brun qui caractérise une carence en *Kalium sulfuricum*). Apparition possible d'un éclat gélatineux, d'un aspect bouffi et de bords de paupières huileux. Une rougeur inflammatoire peut s'étendre sur des joues à la peau «tendue» et le teint peut présenter un éclat gélatineux.

Silicea* et *Natrium chloratum

Les signes caractéristiques ici sont les pattes-d'oie, les yeux enfoncés, les bords huileux des paupières, l'aspect bouffi, l'éclat vernissé ou gélatineux.

Sources naturelles de *Natrium chloratum*

Le conseil alimentaire va ici dans le sens inverse du sens habituel, c'est-à-dire qu'il est recommandé de manger aussi peu que possible des aliments cités ci-dessous.

Le sel de cuisine, et le sodium qu'il contient, est présent dans beaucoup d'aliments. Les carences sont rares, au contraire, l'excès est aujourd'hui fréquent. Or cet excès engendre une carence en *Natrium chloratum* dans le corps, comme nous l'avons expliqué plus haut. 5 à 7 grammes de sel de cuisine par jour, contenant environ 3 grammes de sodium, suffisent par jour pour une bonne santé.

Les aliments particulièrement riches en sel, qui devraient être consommés le plus rarement possible sont les bâtonnets salés, les chips et autres biscuits apéritifs salés, les olives farcies, le hareng mariné, la charcuterie, les viandes fumées, le fromage, les cubes de bouillons et l'eau minérale à forte concentration en sodium (la composition précise est indiquée sur l'étiquette).

Action de *Natrium chloratum* sur le plan psychospirituel

Tout comme une source se jette dans le ruisseau puis dans le fleuve, les forces et les énergies devraient venir, repartir, circuler en nous. De même que l'eau est en perpétuel mouvement dans la nature, de même elle devrait l'être dans notre corps et nous permettre, au plan psychique, de partager notre énergie et notre amour avec d'autres. Partager généreusement ce que nous avons acquis et veiller à gérer et à utiliser utilement nos propres forces peut exercer un effet guérisseur sur l'état d'esprit souvent pessimiste que suscite une carence en *Natrium chloratum*.

Temps de prise optimal : l'heure de midi, entre 12h et 15h.

N°9 – *Natrium phosphoricum* (phosphate dibasique de sodium)

Natrium phosphoricum neutralise les acides. C'est le sel minéral le plus important pour combattre toutes les maladies dues à une hyperacidité du sang. Il contribue à rétablir l'équilibre acido-basique dans le corps. Il est particulièrement présent dans les

cellules nerveuses, musculaires et cérébrales, dans les liquides cellulaires et les cellules du sang. Le sodium décompose en eau et acide carbonique l'acide lactique produit, par exemple, dans les muscles lors d'une activité sportive. L'acide carbonique est éliminé par les poumons. Si le corps renferme trop d'acide et pas assez de sodium, tout l'acide en excès ne peut pas être éliminé. L'acidité s'attaque alors aux membranes des cellules et peut les détruire.
La quantité d'acide dans le corps doit en outre être équilibrée pour permettre les processus de digestion et de métabolisme de se dérouler de la bonne manière. Un excès d'acidité dans le corps pendant trop longtemps rend malade.
Cet excès d'acidité se produit lorsqu'il y a fermentation d'aliments mauvais pour la santé, parce qu'ils sont raffinés ou dénaturés. C'est le cas du chocolat, des sucreries, des gâteaux, des pizzas, de tous les produits à base de farine blanche, des spaghettis, de toutes les pâtes blanches, de la viande de porc, des limonades, des jus de fruits autres que fraîchement pressés et de l'alcool. L'état général s'en ressent très vite : abattement, fatigue chronique, baisse de la vue, mauvaise humeur deviennent alors vite un «état normal» fait de résignation et d'«aigreur».
Un manque de *Natrium phosphoricum* conduit à des dépôts d'acide urique, à des douleurs dans les membres et les articulations, à un raidissement du corps, à un gonflement des glandes, à de la goutte et à des affections rhumatismales. L'hyperacidité se signale par des renvois et des vomissements acides, des aigreurs d'estomac, des excrétions à l'odeur acide (selles, sueur), des inflammations des yeux, des catarrhes des amygdales, de la bouche, de la gorge et de la vessie, un gonflement des glandes, des calculs biliaires et rénaux, des allergies, un encombrement des sinus, de la gorge et des poumons.
Si l'hyperacidité perdure pendant des années, il se crée dans le sang et les intestins un milieu favorable au développement de maladies parasitaires et de champignons (*Candida albicans*), qui se crée en particulier lorsqu'il y a administration d'antibiotiques perturbateurs de la flore intestinale. La présence de champignons se signale principalement par un manque d'enthousiasme, des refroidissements constants, des rhumes fréquents, des démangeaisons et du mucus dans les yeux, de l'Herpes simplex, des allergies

accompagnées d'affections cutanées, des névrodermites et des rhumes des foins.
Une dernière remarque : les chercheurs ont montré depuis des années que l'hyperacidité créait un terrain favorable pour le développement du cancer.

Champ d'application de *Natrium phosphoricum*

Natrium phosphoricum doit être pris en D6 dans les cas aigus et en D12 dans les cas chroniques.
Pour purifier le sang en cas d'hyperacidité prolongée et dissoudre les cristaux uriques, il est conseillé de combiner *Natrium phosphoricum* avec *Silicea*. Prendre 4 fois par jour du matin jusqu'au début de l'après-midi 4 fois 2 comprimés de *Silicea* en D12 et à partir de la fin de l'après-midi 4 fois 2 comprimés de *Natrium phosphoricum* en D6.
En cas de brûlures d'estomac, on peut prendre 15 comprimés de *Natrium phosphoricum* en D3 ou D6 dissous dans de l'eau.

Diagnostic facial

Les signes caractéristiques d'une carence en *Natrium phosphoricum* sont l'éclat huileux de la peau et la présence de comédons.

☐ Signes sur le visage d'une carence en plusieurs sels minéraux

Calcium fluoratum* et *Natrium phosphoricum
Apparition de rides en losange, d'un éclat graisseux et de comédons sur une peau à gros pores. Apparition possible de rides signalant un problème rectal.

Calcium phosphoricum* et *Natrium phosphoricum
Visage cireux d'un éclat graisseux. Comédons.

Ferrum phosphoricum* et *Natrium phosphoricum
Rougeur ferrum, éclat graisseux, cernes et comédons. Sur les joues, rougeur de feu.

Kalium chloratum* et *Natrium phosphoricum
Visage laiteux, avec éclat graisseux et comédons.

Kalium phosphoricum* et *Natrium phosphoricum
Peau du visage gris cendré – comme non lavé – avec comédons et éclat graisseux.

Kalium sulfuricum* et *Natrium phosphoricum
Peau du visage jaune brun d'un éclat graisseux, avec comédons.

Magnesium phosphoricum* et *Natrium phosphoricum
Une rougeur de magnésium recouvre l'éclat graisseux. Apparition de comédons. Rougeur délicate, qui peut s'étendre sur l'ensemble du visage.

Natrium chloratum* et *Natrium phosphoricum
Cette combinaison de carences peut se traduire par beaucoup de manifestations qui n'apparaissent pas nécessairement toutes en même temps : visage bouffi, bords de paupières huileux, éclat graisseux, éclat gélatineux, comédons, rides en losange.

Natrium sulfuricum* et *Natrium phosphoricum
Teint du visage jaune verdâtre, avec éclat graisseux. Souvent accompagné d'une rougeur inflammatoire et d'un éclat graisseux. Comédons fréquents. Rides en losange possibles.

Silicea* et *Natrium phosphoricum
Pattes-d'oie et yeux enfoncés, éclat graisseux de la peau, comédons. Éventuellement, par endroits, éclat vernissé avec comédons.

Sources naturelles de *Natrium phosphoricum*

Les aliments ci-dessous devraient être consommés le moins possible : harengs et olives marinés, fromage, saucisson, viandes

et poissons fumés, œufs, produits laitiers, olives, boissons à base de cola.
Un apport sain de *Natrium phosphoricum* est donné par la consommation de pois, de fraises, de carottes, de lentilles, de seigle, de céleri, de blé, de noix.

Action de *Natrium phosphoricum* sur le plan psychospirituel

Les personnes très portées sur le sucré ont peut-être besoin de compenser un manque d'amour et d'attention. Souvent, elles sont si déçues de ne pas recevoir autant de marques de sympathie et de reconnaissance qu'elles le souhaiteraient qu'elles se résignent et recherchent, en général inconsciemment, une compensation. Elles auront aussi tendance à privilégier d'autres aliments hyperacides.
L'équilibre acido-basique est perturbé et les forces dynamiques s'affaiblissent. Déçues d'elles-mêmes et de leur incapacité, ces personnes deviennent sujettes à la dépression, à l'agressivité, à l'impatience et à l'insatisfaction. Il faut un changement. Le plus rapide et le plus radical à mettre en œuvre est généralement d'ordre alimentaire. Si l'hyperacidité a pu être réduite, on est déjà beaucoup moins «aigri» et l'on voit de nouveau la vie plus positivement. L'équilibre acido-basique crée aussi un équilibre mental et un calme intérieur. L'agressivité diminue d'elle-même. On peut de nouveau utiliser ses forces à bon escient. La joie de vivre et le désir d'entreprendre reviennent et l'on peut régler les questions importantes de la vie avec conviction et sérénité intérieures.
Tous ces processus peuvent être stimulés par la prise de *Natrium phosphoricum*, à raison de 6 à 8 fois 1 ou 2 comprimés par jour.

Temps de prise optimal : le soir.

N°10 – *Natrium sulfuricum* (sulfate de sodium)

Natrium sulfuricum est avant tout un détoxiquant. Il régule les fluides intracellulaires en éliminant l'eau en excès dans les tissus.

Tandis que *Natrium chloratum* attire les fluides nutritifs *dans* les cellules, *Natrium sulfuricum* expulse les liquides usés *de* la cellule. Il détruit en outre les cellules usées et régule la teneur en eau dans le sang ainsi que les sécrétions des glandes, notamment celles des principaux organes chargés de la détoxication du corps : foie, reins, pancréas. Ce sel contrôle pour une grande par les fonctions saines du foie et permet la production d'une quantité suffisante de bile pour une bonne digestion.
L'élimination des fluides chargés des déchets du métabolisme est une autre tâche vitale de *Natrium sulfuricum*. Une carence en ce sel peut conduire à une accumulation de déchets sans qu'il soit procédé à leur évacuation.
En l'absence de ce processus de nettoyage, l'organisme s'auto-intoxique. C'est pourquoi ce sel minéral est d'une grande importance en cas de douleurs rhumatismales et dans toutes les maladies suscitées par des processus d'intoxication ou qui à cause de ces processus guérissent difficilement.
Dans cette catégorie de toxines il faut aussi ranger les produits injectés à l'occasion d'une anesthésie ainsi que les médicaments à effets secondaires iatrogènes.

Les affections les plus fréquentes dues à une auto-intoxication sont les plaies ouvertes aux jambes, l'hépatite, les abcès, les boursouflures, les gonflements de ganglions lymphatiques, les œdèmes, les infections grippales fréquentes, la jaunisse, le diabète, l'eczéma, l'acné, l'aérophagie, les troubles du sommeil, la nervosité, la cystite, l'incontinence et les rhumatismes. Les excrétions dues à un manque de *Natrium sulfuricum* en cas d'infection grippale sont aqueuses et jaunes verdâtres. Dans les diarrhées liquides, les selles sont très claires. D'autres signes sont caractéristiques d'un manque de *Natrium sulfuricum* : un goût amer de bile sur la langue et la perte du goût.

Champ d'application de *Natrium sulfuricum*

En cas d'affection aiguë, *Natrium sulfuricum* s'administre en dilution D6, en alternance avec d'autres sels minéraux qui

correspondent aux symptômes de la maladie. Les intervalles de prise peuvent être de 15 à 20 minutes.
Dans toutes les maladies des organes éliminateurs (reins, vessie, foie, bile) et en cas de blessures suintantes qui ne se referment pas avant longtemps, ainsi que dans les affections cutanées de toutes sortes, la dose normale de *Natrium sulfuricum* en D6 peut être augmentée sans problème à 2 comprimés 4 à 6 fois par jour pendant quelques semaines, jusqu'à ce qu'une amélioration se fasse sentir. Si le malade est déjà sujet depuis des années à une tendance à l'hydropisie, *Natrium sulfuricum* devrait être administré en alternance avec *Natrium chloratum* en D12 à raison de 2 comprimés 4 fois par jour pour éviter une carence et améliorer l'état général.

Les personnes frileuses ou facilement contrariées ou abattues, ou qui ont tendance à prendre trop de poids ont également besoin de *Natrium sulfuricum*. Leur état s'améliore dans un environnement chaud et sec.

Diagnostic facial

Les signes typiques d'un manque de *Natrium sulfuricum* sont une rougeur inflammatoire sur le nez et par temps froid en bordure des oreilles. La rougeur inflammatoire peut aussi s'étendre sur les joues jusqu'aux oreilles. Le reste du visage est d'une teinte jaunâtre verdâtre qui apparaît aussi parfois le plus clairement sous forme de taches autour de la racine du nez, aux coins extérieurs des yeux et devant les oreilles (très fréquent chez les petits enfants). Le blanc des yeux devient jaunâtre.

☐ Signes sur le visage d'une carence en plusieurs sels minéraux

Calcium fluoratum et *Natrium sulfuricum*

La teinte jaune du visage fait souvent ressortir encore davantage des rides en losange préexistantes. Une rougeur inflammatoire sur le nez et parfois sur les joues jusqu'aux oreilles ainsi que des rides en losange sont d'autres signes d'une carence de ce type.

Calcium phosphoricum et Natrium sulfuricum
Le visage paraît cireux et jaune verdâtre ou cireux avec une rougeur inflammatoire.

Ferrum phosphoricum et Natrium sulfuricum
Rougeurs particulièrement apparentes. Ce peut être une rougeur mélangée, qui recouvre l'ensemble du visage, tout en étant particulièrement forte et chaude dans la partie supérieure des joues. La racine du nez, les coins extérieurs des yeux et les tempes sont souvent pâles et jaunâtres et des cernes ferrum bleu-noir typiques apparaissent.

Kalium chloratum et Natrium sulfuricum
Peau laiteuse et bleutée avec des taches jaune pâle et une rougeur inflammatoire sur le nez.

Kalium phosphoricum et Natrium sulfuricum
Teinte «jaune sale», taches jaunes verdâtres et rougeur inflammatoire. Apparition d'une teinte gris cendré, notamment au menton. Visage tacheté.

Kalium sulfuricum et Natrium sulfuricum
Les couleurs des différentes carences se mélangent pour donner un jaune-brun tendant vers le vert. Une rougeur inflammatoire peut apparaître sur le nez.

Magnesium phosphoricum et Natrium sulfuricum
Rougeur mélangée, faite d'un voile délicat de couleur rouge rosé, qui s'étend sur un fond de visage entièrement jaune, et d'une rougeur inflammatoire très marquée qui peut s'étendre par-dessus les joues jusqu'aux oreilles.

Natrium chloratum et Natrium sulfuricum
Bord huileux des paupières, peau jaune et boursouflée avec éclat gélatineux et rougeur inflammatoire.

Natrium phosphoricum et Natrium sulfuricum

Éclat graisseux essuyable, avec rougeur inflammatoire, pores agrandis et comédons sur peau jaune.

Silicea et Natrium sulfuricum

Les signes susceptibles d'apparaître sont une peau jaune et avachie, des pattes-d'oie, des yeux enfoncés, une rougeur inflammatoire et un éclat vernissé.
Si une rougeur inflammatoire apparaît, elle semble plus profonde et plus bleue sous l'éclat vernissé de la peau, alors qu'elle est d'habitude comme simplement déposée à la surface.

Sources naturelles de *Natrium sulfuricum*

Le sodium est présent dans tous les aliments contenant du sel, tels que les poissons et les viandes, les biscuits salés, les olives marinées, le fromage, les cubes de bouillon, les apéritifs salés. Ces aliments doivent être consommés rarement. Le soufre se trouve dans les bananes, les fruits secs et les œufs.
Une présence bénéfique de ces minéraux s'observe dans les pommes, le chou-fleur, les fraises, l'avoine, les carottes, les pommes de terre, le chou, les salades vertes, les lentilles, le raifort, les oranges, le céleri, les oignons.

Action de *Natrium sulfuricum* sur le plan psychospirituel

Natrium sulfuricum est un sel purificateur, qui aide à éliminer les substances toxiques. Abandonner l'ancien et faire place à ce qui est nouveau peut aussi se comprendre sur le plan psychospirituel. Il est temps de procéder à des changements fondamentaux, et ceux-ci devraient être attendus avec joie. Cela veut dire : lâcher toute charge inutile, se concentrer sur ce que la vie a à apporter de neuf et s'en réjouir. Le premier pas dans ce sens peut être un changement d'alimentation. On jouira alors d'un tout premier succès quand le processus de détoxication ainsi enclenché procurera un sentiment de bien-être depuis longtemps oublié. La bonne humeur revient, ainsi que la joie de vivre, la confiance en soi, la croyance en ses propres capacités et un sentiment d'amour. Des possibilités apparaissent de se libérer d'un comportement de dépendance et de contempler de nouveau sans crainte son véritable soi, d'en apprendre des choses utiles permettant de continuer à se développer. Des vieux problèmes se résoudront d'eux-mêmes grâce à cette nouvelle attitude intérieure. Dans tous ces processus, la prise d'1 à 2 comprimés de *Natrium sulfuricum* en D6 6 à 8 fois par jour peut être une aide utile.

Temps de prise optimal : dans la matinée.

N°11 – *Silicea* (acide silicique)

Silicea est présent dans toutes les cellules, tous les tissus et tous les organes, mais plus particulièrement dans les poumons, le cœur et les ganglions lymphatiques.
Une interaction particulière se produit entre *Silicea* et le métabolisme du calcaire, parce que l'acide silicique permet l'absorption du calcium contenu dans la nourriture. Il stimule la formation de nouvelles fibres de collagène nécessaires à la construction des tissus conjonctifs et à l'élasticité des couches profondes de la peau ainsi que des masses cartilagineuses, des tendons et des ligaments. *Silicea* joue un rôle déterminant pour la santé de la peau, des cheveux, des ongles et des os, il est aussi considéré pour ses propriétés cosmétiques. Il exerce un effet rajeunissant en raffermissant les organes et les tissus, augmente la résistance et l'élasticité de la peau, et peut, de ce fait, être utilisé comme un produit antirides.
Ce sel aide en outre à la multiplication des globules blancs, lorsque des quantités importantes sont nécessaires pour la défense contre les facteurs pathogènes.
Il devrait être utilisé pour guérir des ulcères gangrenés et progressifs, mais aussi en cas d'eczéma suintant et squameux à la tête, ou d'affections chroniques des oreilles, comme les catarrhes de la trompe d'Eustache et de l'oreille interne qui occasionnent différents troubles de l'audition (bourdonnements, baisse de l'audi-

tion) pouvant aller jusqu'à la surdité. Souvent une surdité passagère s'explique *a posteriori* quand un liquide accumulé a réussi à s'écouler, rétablissant soudain la faculté d'entendre.
Silicea convient également en cas de perte du goût et de l'odorat, de saignements de nez, de troubles gastriques, de hoquet, de nausées et de vomissements ainsi que de troubles hépatiques.
Silicea est un sel qui agit sur les nerfs, purifie et élimine. Il déclenche des inflammations autour de chaque foyer fibreux et le laisse se vider de son pus. Lorsqu'il y a formation de tissus cicatrisants, ceux-ci se durcissent en cas de manque de *Silicea*.
Silicea est particulièrement efficace dans le traitement d'adhérences cartilagineuses après une blessure ou de poussées cartilagineuses à proximité des articulations des doigts et des orteils. Il fait disparaître des foyers pathogènes et des dépôts indésirables, et aide le corps à éliminer les déchets qui en résultent, accélérant la guérison. Dans tous les processus où des substances doivent être éliminées, comme les ulcères, les fistules et les abcès purulents, les dépôts de cristaux d'acide urique sources de rhumatismes, de goutte et d'autres affections douloureuses des articulations, les calculs rénaux et biliaires (à traiter en combinaison avec *Natrium phosphoricum*) ainsi que dans le traitement des fractures, des maladies des os, des hémorragies, des suppurations dentaires, des otites purulentes de l'oreille moyenne et des amygdalites, il convient en premier lieu de recourir à *Silicea*.
Une cause fréquente de la lenteur de guérison de ces maladies réside dans une hyperacidité de l'organisme due à une mauvaise alimentation. Cet état est souvent signalé par une fatigue constante, des sueurs malodorantes, une mauvaise haleine, des démangeaisons de la peau, une chute de cheveux et des ongles ainsi que des cheveux cassants.

Le processus de suppression de l'hyperacidité est grand consommateur de *Silicea*, qui vient vite à manquer. Un changement alimentaire s'impose pour permettre à cette substance minérale de déployer toute son efficacité.
Un manque de *Silicea* se signale aussi par des affections nerveuses : difficultés à s'endormir, tics nerveux, sensibilité à la lumière et hyperémotivité.

Le patient qui a besoin de *Silicea* est frileux et a les extrémités bleues dès que la température baisse. Ses symptômes sont plus forts par un froid humide que par un froid sec. En s'enveloppant de chaleur, il améliore son état.

Champ d'application de *Silicea*

Silicea se prend de préférence en D12, car cette dilution est mieux assimilée par le corps que la dilution D6.

En cas de calculs rénaux ou de la vessie, *Silicea* doit se prendre en alternance avec *Natrium phosphoricum*. Les dosages conseillés sont comme dans d'autres affections chroniques de 2 comprimés 4 fois par jour pendant une assez longue période (d'au moins quelques mois). De toute manière, ces maladies devraient être examinées et suivies avec soin par un urologue.

Pour guérir les processus purulents et les hémorragies, on peut laisser fondre sous la langue 1 comprimé de *Silicea* toutes les 1 à 2 heures. En cas de descente de l'utérus ou de la vessie, de déchirures du périnée ou de l'anus, de varices, d'exostose, de fistules osseuses, d'ongles cassants, de vieillissement prématuré (rides, notamment pattes-d'oie), d'atonie de la peau ou des tissus, d'hémorroïdes, de chute de cheveux ou de cheveux cassants, le plus efficace est une combinaison de *Silicea* et de *Calcium fluoratum* en D12. Il est possible de prendre 2 comprimés 3 à 4 fois par jour, un traitement que l'on peut maintenir sans problème pendant des années. Quand les premiers résultats sont devenus visibles, les doses peuvent être divisées par deux pour le maintien de l'état obtenu.

Pour retrouver plus vite une bonne élasticité de la peau, on peut prendre en complément de ce traitement les crèmes de ces deux substances minérales, la crème au *Silicea* et la crème de *Calcium fluoratum*. Elles sont parfaitement compatibles avec les produits cosmétiques habituels.

Dans certains cas de marques de vieillissement précoce, il manque aussi *Kalium phosphoricum*. Le diagnostic facial permettra de le discerner.

Pour le traitement des fractures et autres affections osseuses, *Silicea* D12 peut être pris en alternance avec *Calcium phosphoricum* D6 et *Calcium fluoratum* D12. Des prises de 2 comprimés toutes les 3 heures assurent un prompt rétablissement. Avec cet intervalle de 3 heures, il est possible de prendre chaque heure l'un des trois remèdes cités.
En cas de suppurations dentaires, il est conseillé de sucer 1 comprimé de *Silicea* D12 toutes les demi-heures ou bien de boire toutes les 2 à 3 heures 8 à 10 comprimés dissous dans de l'eau bouillie refroidie.
En cas d'hypersensibilité ou d'irritation nerveuse, de manque de concentration, de distraction, d'abattement le matin, de faiblesse de la vue, d'hyperémotivité, de sensibilité à la lumière, de sommeil non réparateur, de difficultés à l'endormissement, de tressaillements nerveux, d'agitation dans les bras et les jambes, la prise de 2 comprimés de *Silicea* en D12 4 fois par jour est d'un grand secours.

Diagnostic facial

Un manque de *Silicea* peut se traduire par l'apparition de pattes-d'oie, d'yeux enfoncés et d'un éclat vernissé. Si le manque persiste, les tissus conjonctifs et la peau perdent leur élasticité, ce qui conduit à des rides et à un relâchement prématuré. Les pores du visage sont généralement très fermés et à peine visibles.

□ Signes sur le visage d'une carence en plusieurs sels minéraux

Calcium fluoratum et Silicea

Cette carence s'accompagne presque toujours de rides en losange, auxquelles peuvent s'ajouter des pattes-d'oie, des yeux enfoncés et un éclat vernissé.

Calcium phosphoricum et Silicea

Peau d'aspect cireux. Pattes-d'oie aux coins extérieurs des yeux jusqu'aux tempes. Autres signes : yeux enfoncés et éclat vitreux.

Ferrum phosphoricum et Silicea

Manifestations typiques : rougeur ferrum et taches sur la peau, yeux enfoncés, pattes-d'oie aux coins extérieurs des yeux. Un éclat vernissé peut recouvrir la rougeur ferrum.

Kalium chloratum et Silicea

Visage laiteux avec pattes-d'oie, yeux enfoncés ou éclat vernissé.

Kalium phosphoricum et Silicea

Teinte gris cendré avec pattes-d'oie aux coins extérieurs des yeux, yeux enfoncés. Le tout généralement recouvert d'un éclat vernissé.

Kalium sulfuricum et Silicea

Peau d'un jaune-brun et pattes-d'oie aux coins extérieurs des yeux, yeux enfoncés et éclat vernissé.

Magnesium phosphoricum et Silicea

Apparition d'une délicate et claire rougeur de magnésium et de pattes-d'oie aux coins extérieurs des yeux, yeux enfoncés, éclat vernissé.

Natrium chloratum et Silicea

Apparition possible des signes suivants : bords de paupières huileux, pattes-d'oie, yeux enfoncés, aspect bouffi, éclat gélatineux ou vernissé.

Natrium phosphoricum et Silicea

Éclat graisseux essuyable, comédons, pattes-d'oie, yeux enfoncés et éclat vernissé.

Natrium sulfuricum et Silicea

Rougeur inflammatoire, peau du visage jaunâtre, pattes-d'oie, yeux enfoncés sous un éclat vernissé. À travers l'éclat de la peau, la rougeur inflammatoire paraît plus profonde et plus bleue alors qu'elle semble d'habitude déposée en surface.

Calcium sulfuricum et Silicea
Teinte jaunâtre et gris sale de la peau, taches de pigmentation, pattes-d'oie, yeux enfoncés, éclat vernissé.

Sources naturelles de *Silicea*

L'acide silicique est présent dans la plupart des céréales, mais surtout dans le millet. On en trouve aussi dans les fraises, les figues, le concombre, l'avoine, toutes les sortes de chou, la laitue pommée, la mâche, les asperges et les épinards.

Action de *Silicea* sur le plan psychospirituel

En cas de carence de *Silicea*, il manque, au sens figuré, la base ferme et inébranlable nécessaire à une attitude spirituelle.
Un brin de prêle ou de céréale se dresse tout droit sur sa fine tige, tenant bon contre vent et intempéries, et portant l'épi à maturation. De l'acide silicique a été déposé dans sa tige pour lui donner de la tenue. Au sens figuré, l'état spirituel qui réclame *Silicea* se caractérise par la tendance à céder, à se laisser influencer : indécision, faiblesse, confusion et peur. La confiance en soi est fortement diminuée et la peur de l'échec domine. Peur et nervosité se manifesteront avant un examen qui sera néanmoins réussi si le manque de *Silicea* n'est pas trop ancien. Dans un stade plus avancé, le travail ne pourra plus être accompli correctement. Le remède *Silicea* devient alors indispensable.
L'irritabilité, la colère, la peur et la tentative d'éviter tout le monde sont d'autres signes d'un manque de *Silicea*. C'est le moment propice pour se trouver soi-même, en toute intégrité, réfléchir sur ses talents et ses qualités et les vivre avec gratitude et humilité.
Silicea agit lentement dans l'organisme, et c'est pourquoi il faut un certain temps pour que les symptômes se manifestent. Pour cette raison, le remède convient aussi à des troubles qui se développent lentement. À certains moments de l'année et sous certaines conditions apparaissent des symptômes spécifiques. Cela est particulier aux remèdes qui agissent en profondeur et sur le long

terme. Ils ont le pouvoir de pénétrer toute la vitalité, de sorte que même les troubles héréditaires peuvent être évités.
En général, *Silicea* convient aux personnes qui travaillent dans un domaine intellectuel : avocats, programmeurs, étudiants, etc., et qui après un effort intellectuel ininterrompu éprouvent une perte de concentration et se sentent épuisés.

Temps de prise optimal : le matin.

N°12 – *Calcium sulfuricum* (sulfate de calcium)

Calcium sulfuricum est un remède excellent pour la purification du sang et la guérison. On le trouve dans le foie où il aide à éliminer les déchets du flux sanguin. Il est également présent dans le cœur, la bile, la rate, le cerveau, les ovaires et les testicules, ainsi que dans l'ensemble de la musculature.
Calcium sulfuricum exerce un effet purificateur sur l'ensemble du corps. Il libère les tissus des substances organiques non fonctionnelles et permet aux tissus contenant des déchets de les expulser. Par ce processus, *Calcium sulfuricum* évite que les substances nocives, sources de maladie, séjournent trop longtemps dans le corps.
Calcium sulfuricum est applicable chaque fois que le sang est chargé d'impuretés qui se manifestent le plus souvent sous forme d'abcès, d'acné, de boutons, de catarrhes divers, etc.
Calcium sulfuricum favorise la coagulation du sang et complète très bien *Kalium chloratum* après la seconde phase inflammatoire. Son action est semblable à celle de *Silicea* et accélère le processus de guérison de maladies purulentes, telles que abcès, furoncles, conjonctivites, cystites, pyélite, otite de l'oreille moyenne, sinusite à sécrétions purulentes, amygdalite purulente, bronchite, rhume et toux chroniques avec expectorations jaune verdâtre, rhumatismes, goutte, ulcères d'estomac, blessures qui ne se referment pas. *Calcium sulfuricum* agit aussi tout particulièrement contre l'insomnie, la perte de mémoire, le vertige et la stérilité féminine. Pris assez tôt, *Calcium sulfuricum* peut éviter

une angine si elle est traitée dès le départ, ou en réduit notablement la durée.
Ce remède s'est avéré utile dans le traitement de tumeurs malignes, après un début de formation de tumeur. Pris suffisamment tôt, *Calcium sulfuricum* peut empêcher la croissance de telles tumeurs. Mais l'avis d'un médecin est indispensable et doit être pris de toute urgence.
Calcium sulfuricum est également utile en cas d'atrophie osseuse, de diverses autres maladies des os et de musculature relâchée.
Un manque de *Calcium sulfuricum* se signale aussi par de forts afflux sanguins (rougissement du visage), des bouffées de chaleur, des tressaillements musculaires, une pulsation dans toute la poitrine, dans la tête, parfois aussi dans les membres et des palpitations dans tout le corps. Des troubles peuvent également apparaître après un effort musculaire, une sursollicitation des tendons et des ligaments, ou le transport d'un poids trop lourd. Souvent, une douleur est ressentie jour et nuit dans les os et les articulations.

Les symptômes s'aggravent sous des températures extrêmes, quand il fait soit trop chaud, soit trop froid.

Champ d'application de *Calcium sulfuricum*

Calcium sulfuricum s'emploie en dilution D6 ou, en cas de processus purulents de longue durée, en D12. Ensemble avec *Silicea*, il forme un remède puissant pour la guérison de processus inflammatoires ou purulents. *Silicea* ouvre les voies d'écoulement et *Calcium sulfuricum* facilite l'élimination en stimulant le métabolisme ;
À la fin de la troisième phase d'une inflammation, la prise conjointe de *Silicea* et de *Calcium sulfuricum*, à raison de 2 comprimés 5 à 6 fois par jour, peut conduire à une guérison totale.
Une carence en *Calcium sulfuricum* peut aussi se signaler par le sentiment d'un nez entièrement sec, le matin par des saignements

de nez, l'apparition de croûtes à la sortie du nez, des lèvres gercées, la perte du sens de l'odorat, un nez bouché, obligeant à respirer par la bouche. Ces symptômes et leurs causes peuvent être combattus avec efficacité par la prise d'1 à 2 comprimés de *Calcium sulfuricum* en D12 environ 4 fois par jour.

Diagnostic facial

Un manque de *Calcium sulfuricum* donne au visage une teinte sale, jaune verdâtre. Il y a apparition de taches pigmentées chez les personnes âgées et les femmes enceintes. La peau peut devenir cireuse (surtout aux oreilles).

□ Signes sur le visage d'une carence en plusieurs sels minéraux

Calcium fluoratum* et *Calcium sulfuricum
Peau gris jaunâtre, sale. Rides en losange.

Calcium phosphoricum* et *Calcium sulfuricum
Visage pâle, cireux et gris-jaunâtre.

Ferrum phosphoricum* et *Calcium sulfuricum
Apparition possible d'une rougeur ferrum et de cernes sombres, sur un fond gris jaunâtre et cireux.

Kalium chloratum* et *Calcium sulfuricum
Teint laiteux avec éclat cireux sur fond gris jaunâtre.

Kalium phosphoricum* et *Calcium sulfuricum
Teint cireux sur fond gris cendré et jaunâtre. La peau paraît sale, non lavée.

Kalium sulfuricum* et *Calcium sulfuricum
À la couleur gris-jaune de la peau se mêle un ton brun sous une surface cireuse.

Magnesium phosphoricum et Calcium sulfuricum
Par dessus la surface gris-jaune et cireuse de la peau s'étend un fin voile rosé de rougeur de magnésium.

Natrium chloratum et Calcium sulfuricum
Peau bouffie, boursouflée, cireuse sur fond gris jaunâtre. Éclat gélatineux possible.

Natrium phosphoricum et Calcium sulfuricum
Comédons et éclat graisseux essuyable, sur fond gris jaunâtre.

Natrium sulfuricum et Calcium sulfuricum
Rougeur inflammatoire sur tout le nez jusqu'en haut des joues. Peau gris jaunâtre sur fond verdâtre.

Silicea et Calcium sulfuricum
Eclat vernissé non essuyable. Le visage cireux et pâle paraît avoir été poli. Teint gris jaunâtre.

Sources naturelles de *Calcium sulfuricum*

Calcium sulfuricum est contenu dans les pois, les lentilles, les oignons, l'ail, le seigle, l'orge, toutes les sortes de chou, les épinards, la laitue pommée, les agrumes et la rhubarbe.

Action de *Calcium sulfuricum* sur le plan psychospirituel

Calcium sulfuricum agit à la manière de *Silicea*.
Il aide avant tout à éliminer et à faire disparaître des maladies anciennes qui traînent depuis longtemps et restent gênantes. Sur le plan psychospirituel, ce sel correspond à la nécessité de se débarrasser de faiblesses anciennes et négatives, connues depuis longtemps. L'esprit de contradiction, l'humeur capricieuse, la fatigue mentale, l'hystérie, la tristesse, un calme exagéré, l'insatisfaction permanente, des troubles de la mémoire, la peur de la mort et un esprit désorienté après un effort intellectuel ne sont que

quelques uns des symptômes qui résultent de situations non réglées du passé et qui appellent des solutions.
Calcium sulfuricum peut aider à surmonter ces processus et à parvenir à une attitude positive.

Temps de prise optimal : le matin.

Les combinaisons de sels minéraux

De nombreuses années d'expérience clinique ont mis en évidence l'intérêt de combiner judicieusement entre eux les sels minéraux que nous venons de décrire pour traiter des troubles et des maladies spécifiques.

D'un maniement plus simple, ces combinaisons sont particulièrement appréciées des personnes qui emportent toujours avec elles leurs sels minéraux ou qui doivent prendre plusieurs sels pour un traitement.

De par leur composition, ces combinaisons correspondent à des remèdes homéopathiques et peuvent être prises sans problème avec d'autres médicaments ou une autre substance minérale isolée.

Indication : Pour mieux permettre de s'y retrouver, les produits sont cités par ordre alphabétique.

Combinaison A

Ferrum phosphoricum, *Kalium phosphoricum* et *Magnesium phosphoricum* :

Névralgies, inflammation des nerfs, sciatique et troubles de même type.

Combinaison B
Calcium phosphoricum, *Ferrum phosphoricum* et *Kalium phosphoricum* :
Faiblesse générale après une maladie, épuisement par surmenage et stress, convalescence, étourdissements.

Combinaison C
Magnesium phosphoricum, *Natrium phosphoricum*, *Natrium sulfuricum* et *Silicea* :
Hyperacidité et encrassement du corps, mycose intestinale, troubles de l'estomac et des intestins, goutte.

Combinaison D
Calcium sulfuricum et *Kalium chloratum*, *Kalium sulfuricum* et *Silicea* :
Affections et blessures de la peau, troubles de la peau du crâne tels qu'eczéma et pellicules, acné, affections chroniques de la peau.

Combinaison E
Calcium phosphoricum, *Magnesium phosphoricum*, *Natrium phosphoricum* et *Natrium sulfuricum* :
Aérophagie, troubles digestifs et affections qui y sont liées, coliques, manque d'appétit.

Combinaison F
Kalium phosphoricum, *Magnesium phosphoricum*, *Natrium chloratum* et *Silicea* :
Maux de tête nerveux, agressivité, troubles du sommeil, dépressions, migraine, tous les états liés à de la fatigue nerveuse, névralgies, inflammation des nerfs.

Combinaison G
Calcium fluoratum, *Calcium phosphoricum*, *Kalium phosphoricum* et *Natrium chloratum* :
Affaiblissement, élongation et durcissement des tissus et des ligaments comme dans le cas d'une descente de vessie ou d'utérus, hémorroïdes, raidissement d'articulations, douleurs dorsales,

déplacements de vertèbres, lumbago, perte de l'élasticité de la peau conduisant à la formation de rides et de vergetures, distraction, troubles de la mémoire et perte de concentration. Aide à réparer les fractures et les blessures des os.

Combinaison H

Magnesium phosphoricum, *Natrium chloratum* et *Silicea* :
Rhume des foins et réactions allergiques de toutes sortes.

Combinaison I

Ferrum phosphoricum, *Kalium sulfuricum* et *Magnesium phosphoricum* :
Douleurs musculaires, tensions, fibrosite, nuque raide à cause d'un courant d'air ou d'un refroidissement.

Combinaison J

Ferrum phosphoricum, *Kalium chloratum* et *Natrium chloratum* :
Toux, refroidissement, grippe, catarrhes, bronches encombrées, Herpes simplex. La combinaison J est idéale pour l'hiver et pour un traitement préventif.

Combinaison K

Kalium sulfuricum, *Natrium chloratum* et *Silicea* :
Ongles et cheveux cassants, chute de cheveux, lèvres gercées.

Combinaison L

Calcium fluoratum, *Ferrum phosphoricum* et *Natrium chloratum* :
Dilatation permanente (perte d'élasticité) des veines et des artères ainsi que les troubles qui en résultent, tels que varices et prolongations radiées.

Combinaison M

Calcium phosphoricum, Kalium chloratum, Natrium phosphoricum et *Natrium sulfuricum* :
En cas d'affections rhumatismales et de goutte.

Combinaison N

Calcium phosphoricum, *Kalium chloratum*, *Kalium phosphoricum* et *Magnesium phosphoricum* :

Douleurs et crampes des règles, et tous les troubles qui leur sont liés.

Combinaison O

Calcium fluoratum, *Calcium phosphoricum*, *Kalium phosphoricum* et *Magnesium phosphoricum* :

Douleurs dans les pieds et les jambes dues à une mauvaise irrigation, engelures, mains et pieds froids en permanence, troubles cardiaques nerveux.

Combinaison P

Ferrum phosphoricum, *Kalium chloratum*, *Kalium sulfuricum* et *Natrium chloratum* :

Catarrhes, sinusites et autres affections des sinus, douleurs aux oreilles, Herpes simplex.

Combinaison R

Calcium fluoratum, *Calcium phosphoricum*, *Ferrum phosphoricum*, *Magnesium phosphoricum* et *Silicea* :

Douleurs du dos et des articulations, percée difficile et douloureuse des dents avec apparition de fièvre chez le petit enfant, formation de dents et d'os sains. Renforce les os, les tendons et les ligaments.

Cette combinaison, surtout avec ses deux premiers remèdes et *Silicea,* est particulièrement efficace pour les enfants dont le corps ne grandit pas tout à fait comme il devrait.

Combinaison S

Kalium chloratum, *Natrium phosphoricum* et *Natrium sulfuricum* :

Faiblesse hépatique, affections du foie et de la bile, douleurs abdominales, perturbations gastriques, maux de tête.

La combinaison S est particulièrement indiquée en été, quand il fait chaud et que des troubles apparaissent dans l'estomac et les intestins (diarrhée).

Les compléments biochimiques

Des recherches récentes en biochimie ont montré qu'en plus des douze substances minérales connues du vivant du Dr Schüssler, le corps humain en contient encore d'autres, quoiqu'en quantités très faibles. C'est pourquoi les avis sont très partagés sur leur nécessité et leurs effets. Les utilisateurs classiques des douze sels de Schüssler estiment que ceux-ci sont suffisants. D'autres voient dans les substances complémentaires un moyen d'affiner la thérapie, de travailler avec plus de précision et de soutenir l'action des 12 remèdes principaux.

Mais avant d'administrer les remèdes complémentaires n°13 à 24, il faut une connaissance très précise et une vérification soigneuse des symptômes ainsi qu'une bonne compréhension de la manière dont agissent ces compléments, car nous ne connaissons pas à ce jour de signes caractéristiques du visage qui leur correspondent.

En raison de l'état peu avancé des recherches sur cette question et de l'absence de signes observables par un diagnostic facial, il est conseillé de se contenter tout d'abord de dosages faibles lorsque l'un de ces remèdes complémentaires doit être pris isolément. Sinon, ces produits peuvent être utilisés en complément des sels de Schüssler n°1 à 12.

Ces remèdes complémentaires sont eux aussi utilisés en général dans les dilutions D6 à D12.

N°13 – *Kalium arsenicosum*

Cette substance est surtout présente dans les tissus comportant de la kératine, donc dans l'épiderme, mais aussi dans le cerveau, le foie, les nerfs, les organes de la reproduction et les muscles. Elle agit sur les processus biochimiques à l'œuvre dans les échanges d'oxygène.
Kalium arsenicosum est en lien étroit avec la peau et s'emploie dans les maladies cutanées difficiles à guérir, qui s'accompagnent de fortes démangeaisons et sont installées depuis longtemps. Ce remède peut aussi s'utiliser en cas de faiblesse d'origine nerveuse ou physique, de paralysie, de crampes, de diarrhées liquides, de chlorose et d'amaigrissement.

N°14 – *Kalium bromatum*

Kalium bromatum peut s'utiliser en cas d'irritation des muqueuses, d'hyperthyroïdie, de troubles de la vue et de tressaillements d'origine nerveuse, d'états maniaco-dépressifs, de croup, d'asthme bronchial, d'impuissance, d'irritation cervicale, comme calmant dans des états d'excitation, de peur et de confusion, en cas de troubles du sommeil, de gastro-entérite, de kystes du bas-ventre chez les femmes, d'acné, d'eczéma, de séborrhée et de psoriasis. Il agit en premier lieu sur le système nerveux, les organes génitaux, la peau et les muqueuses.

N° 15 – *Kalium jodatum*

Kalium jodatum est présent dans presque toutes les cellules du corps, mais surtout dans le foie, la rate, l'estomac, les ganglions lymphatiques, les reins, la peau, les cheveux, les ongles et la thyroïde qui, en cas de trouble, trouve un remède efficace en *Kalium jodatum* combiné avec *Kalium bromatum*. *Kalium jodatum* agit favorablement sur l'hypertension, stimule l'appétit et la digestion et favorise l'activité cardiaque et cérébrale. Il influe sur la composition du sang et exerce de ce fait un effet guérisseur sur

les processus inflammatoires s'accompagnant d'excrétions épaisses et vertes dans les bronches, le nez, les yeux, les oreilles, l'utérus et les ulcères qui peuvent parfois être fort malodorants. En cas de conjonctivite, de rhume constant atteignant les sinus, de bronchite chronique, d'asthme bronchial, de rhumatisme et de goutte, *Kalium jodatum* peut contribuer à la guérison s'il est pris en dilution plus forte (par exemple D30).
Ce remède agit sur le système nerveux, les muqueuses (surtout des voies respiratoires supérieures), les vaisseaux, les tissus conjonctifs, les muscles, les articulations, les os, les ganglions lymphatiques, les glandes mammaires, la thyroïde et la prostate.

Les patients qui ont besoin de ce remède sont généralement grognons, irascibles, pleurnicheurs. Leur état s'aggrave dans une pièce fermée et s'améliore par le mouvement à l'air libre ou par la consommation de boissons chaudes alors qu'ils ont envie d'aliments et de boissons froides.

N° 16 – *Lithium chloratum*

Ce remède est utilisé en cas d'enflures douloureuses, de raidissement des articulations, de rhumatisme et de goutte. Il est particulièrement efficace dans ce domaine. Il s'applique aussi dans les cas d'amaigrissement, d'épuisement généralisé et d'inflammation des voies urinaires. Il peut être un complément dans le traitement des nécroses tissulaires et des états maniaco-dépressifs.

N° 17 – *Manganum sulfuricum*

Ce remède est efficace en alternance avec *Ferrum phosphoricum* en cas d'anémie, d'hémorragies, de chlorose, de troubles de la circulation, de fatigue, de maux de dents, de douleurs rhumatismales mobiles, ainsi que de catarrhes chroniques des voies respiratoires supérieures chez les chanteurs et les acteurs souffrant d'un besoin constant de tousser et de s'éclaircir la voix.

N° 18 – *Calcium sulfuratum*

Calcium sulfuratum (à ne pas confondre avec *Calcium sulfuricum*, n° 12) a encore été peu étudié. Pourrait s'appliquer aux états d'épuisement avec perte de poids malgré une grande faim.

N° 19 – *Cuprum arsenicosum*

Ce remède a fait ses preuves en cas d'épilepsie, de névralgies, de difficultés respiratoires, de cyanose, de sciatique, de coliques gastriques et intestinales, d'accès de toux spasmodiques et de vomissements, de perte de conscience et de crampes musculaires. Quand le fonctionnement des reins est insuffisant et qu'il en résulte une accumulation d'eau dans les tissus, *Cuprum arsenicosum* peut être administré en alternance avec *Natrium sulfuricum* (n° 10). En cas de névralgies, de crampes musculaires, de sciatique dont la douleur rayonne dans la hanche, des frictions à la pommade de *Kalium phosphoricum* ou de *Magnesium phosphoricum* recouvertes d'une bonne compresse chaude sont très efficaces en accompagnement du traitement (voir aussi «Applications externes, page 105).

Il y a aggravation par contact, peur ou chaleur ainsi qu'avant les règles et pendant la nuit.

N° 20 – *Kalium aluminium sulfuricum*

Administré en cas d'irritation du système nerveux, de sensations d'étourdissement et de coliques intestinales.

N° 21 – *Zincum chloratum*

Zincum chloratum est un composant important des cellules et de beaucoup de fluides du corps. Il joue un rôle décisif dans la croissance et les processus métaboliques. Il agit essentiellement sur le cerveau et la moelle épinière. Il est utilisé en cas de troubles nerveux de l'estomac et du sommeil, d'irritation cérébrale, de maladies des nerfs, de sciatique, de sensation de constriction dans la poitrine, d'agitation dans les jambes (surtout la nuit), de troubles spasmodiques et de diabète. Un besoin de *Zincum chloratum* se signale fréquemment par un épaississement et une inflammation des paupières, une hystérie et des douleurs dans le bas-ventre avant les règles, de l'agitation dans les pieds améliorée par le mouvement.

N° 22 – *Calcium carbonicum*

Calcium carbonicum est un remède important pour les enfants. Il exerce un effet calmant sur le système neurovégétatif et en cas d'épuisement physique. Les enfants qui souffrent d'un manque de *Calcium carbonicum* ne supportent pas le lait, sont sans tonus, maladifs, pâles, ont des membres et un cou maigres mais généralement un gros ventre et souvent des ganglions enflés. Ils souffrent de troubles de la croissance.
Calcium carbonicum agit favorablement sur les croûtes de lait, l'eczéma suintant, les inflammations des yeux et les otites, les affections des glandes, les troubles intestinaux et les vers.
Ce remède peut évidemment aussi se donner aux adultes qui présentent les symptômes indiqués ci-dessus ou en cas de surmenage, de fatigue rapide, de catarrhes chroniques des voies respiratoires, de difficultés respiratoires après un effort, de maux de tête nerveux et lancinants et de vomissements (migraine).

L'état s'aggrave par l'effort, le froid, l'humidité et en mangeant. Il s'améliore à la chaleur et à l'air libre.

N° 23 – *Natrium bicarbonicum*

La soude favorise entre autres l'élimination de l'acide urique. Si le sang et les tissus en comportent trop, le patient peut avoir

tendance à souffrir de la goutte ou d'affections articulaires rhumatismales. Dans ce type de maladies, *Natrium bicarbonicum* est un complément efficace s'il est donné en alternance avec *Natrium phosphoricum*, *Natrium chloratum* et *Natrium sulfuricum*.
Natrium bicarbonicum active en outre le métabolisme, l'élimination des toxines et l'activité du pancréas.

N° 24 – *Arsenum jodatum*

Ce remède agit principalement sur les membranes séreuses des ganglions lymphatiques et du poumon. Il convient en particulier en cas de tuberculose pulmonaire et d'affections intestinales qui s'accompagnent d'une grande fatigue, d'amaigrissement et de phtisie, mais aussi en cas d'asthme bronchial, d'affections cutanées telles que l'acné, d'eczéma suintant, de rhume des foins, de saignement des gencives, d'affaiblissement de la vue, d'enflures douloureuses, de hoquet, d'insensibilité des pieds et des mains, de gonflement de certaines glandes (notamment la thyroïde), de goutte, de rhumatismes, d'accès de chaleur, de douleurs dans les organes génitaux et féminins, de transpiration nocturne, d'hémorroïdes externes, de mains froides et moites, de besoins fréquents d'uriner, d'incontinence et de sensibilité au bruit.

La prise de ce remède en dilution D6 peut s'effectuer conformément aux règles indiquées à la section «Conseils d'utilisation et de dosage» (page 17) mais en cas de dilutions plus faibles (D2, D3 et D4), il convient de réduire légèrement les doses. Il est conseillé de prendre l'avis d'un médecin.

Les symptômes ci-dessus s'aggravent vers minuit et pendant les règles, dans l'effort intellectuel, par temps et vent froids, et après un effort physique. Il y a amélioration à la chaleur.

Les pommades biochimiques et leurs domaines d'application

Les pommades peuvent s'utiliser généreusement. À l'apparition d'une affection ou d'une blessure aiguë, la pommade peut s'appliquer 1 à 2 fois par heure et dans les cas chroniques 3 à 4 fois par jour. Lorsque les troubles existent depuis longtemps, il est également possible d'appliquer des bandages enduits de pommade pendant plusieurs heures ou durant la nuit. À cet effet, on dépose une épaisseur de pommade de quelques millimètres, on pose dessus un linge et l'on maintient le tout à l'aide d'une bande élastique.

En cas d'eczéma ou d'ulcères suintants, on peut ajouter à la pommade quelques comprimés du même remède réduits en poudre. Il faut observer au cas par cas si un tel traitement accélère la guérison ou si au contraire la base lipidique de la pommade est gênante. On peut alors préparer une pâte à l'aide de comprimés réduits en poudre puis dilués dans une eau bouillie, et appliquer cette pâte sur les parties du corps concernées. Pour stimuler les processus de guérison, la prise des sels minéraux correspondants doit accompagner l'application de la pommade.

N° 1 – Pommade de *Calcium fluoratum*

À utiliser en cas d'ulcères à la jambe, d'eczémas durcissants dans la paume de la main, de gerçures de la peau, de cors, de bourrelets de cicatrices, de fistules purulentes, d'ongles suppurants, d'hémorroïdes et de varices.

La prise régulière de *Calcium fluoratum* accompagnée d'applications de cette pommade à la surface du ventre pendant la grossesse évite la formation de vergetures. Lorsque de la corne se forme aux pieds ou aux mains, celle-ci ramollit et redevient lisse lorsqu'on y applique de la pommade de *Calcium fluoratum*. En cas de cicatrices provenant d'une opération, de varices et d'hémorroïdes, de bons résultats peuvent être obtenus à l'aide de bandages enduits de cette pommade que l'on laisse pendant la nuit. Les varices et les hémorroïdes ne doivent pas être massées, il faut seulement déposer la pommade dessus pour éviter les risques de thrombose. Le traitement de ces troubles doit se poursuivre pendant des mois et parfois pendant des années.

N° 2 – Pommade de *Calcium phosphoricum*

À utiliser en cas d'épanchements articulaires, de bursite, de périostite, de gonflement des ganglions lymphatiques, de douleurs dans la nuque, dans le dos ou la colonne vertébrale et d'éruptions cutanées purulentes.
Également en cas de douleurs osseuses après une fracture, ou de douleurs de croissance chez les enfants, de crampes musculaires ou d'éruptions cutanées purulentes, cette pommade peut être appliquée en massant plusieurs fois par jour les parties atteintes.

N° 3 – Pommade de *Ferrum phosphoricum*

À utiliser en cas de plaies fraîches, de blessures des parties molles, de fractures, de contusions, de foulures, d'éruptions cutanées de type urticaire qui démangent, de processus inflammatoires avec congestion et douleurs.
La pommade de *Ferrum phosphoricum* est le remède des premiers secours en cas de blessures fraîches, de meurtrissures, de contusions et de raideur de la nuque due à des courants d'air. Un

massage à l'aide de cette pommade est bénéfique contre les inflammations rougissantes avec enflure, l'érythème des nourrissons, les douleurs d'épaule, de poitrine et d'estomac. Des éraflures, égratignures et coupures fraîches peuvent d'abord être saupoudrées de comprimés de *Ferrum phosphoricum* réduits en poudre et une fois refermées, être traitées à l'aide de cette pommade.

N° 4 – Pommade de *Kalium chloratum*

À utiliser en cas d'éruptions de type herpès avec petites vésicules enflammées, d'affection sèche de la peau avec pellicules, de cors, de verrues et de toux bronchiale.
Comme les sels minéraux utilisés par voie interne, la pommade de *Kalium chloratum* convient à la deuxième phase de guérison, en cas d'accident ou de blessure. Après application de *Ferrum phosphoricum* dans la première phase, la pommade de *Kalium chloratum* permet d'aller vers la guérison.
L'Herpes simplex, qui apparaît généralement aux lèvres, peut diminuer rapidement si l'on prend *Ferrum phosphoricum* et *Kalium chloratum* en alternance toutes les demi-heures. Ce traitement peut s'accompagner d'une application en alternance de pommades de *Ferrum phosphoricum* et de *Kalium chloratum*.
Enfin, la pommade de *Kalium chloratum* peut s'utiliser contre les piqûres d'insectes, les verrues, le psoriasis, un visage enflé par un mal de dents, un gonflement de ganglions en cas d'oreillons et le syndrome du joueur de tennis (dans ce cas, avec bandage). Contre une toux persistante, installée dans les bronches, le dos et la poitrine peuvent être enduits de cette pommade en complément de la prise par voie interne des sels minéraux correspondants.

N° 5 – Pommade de *Kalium phosphoricum*

Cette pommade peut s'utiliser dans tous les cas de douleurs nerveuses, en cas d'atonie ou d'atrophie musculaire, de paralysie après une diphtérie, de poliomyélite, d'apoplexie, d'un début de gangrène, de dartre, d'éruptions cutanées de type urticaire, d'alopécie circulaire et d'allergies.

Elle sert aussi en massage dans les cas suivants : abattement d'origine nerveuse, irritation, démangeaisons nerveuses de la peau et surmenage.

Après une apoplexie, les parties du corps concernées peuvent être traitées avec succès si elles sont frictionnées quotidiennement à l'aide de cette pommade.

N° 6 – Pommade de *Kalium sulfuricum*

À utiliser en cas d'apparition de nodules sur la peau, de vésicules purulentes, de démangeaisons cutanées, d'une peau sèche, dure et brûlante, d'une inflammation en bordure de paupières, de douleurs rhumatismales dans les membres, la nuque et le dos.

Cette pommade accélère la guérison d'affections cutanées durables, mais les névrodermites, le psoriasis, l'eczéma et l'inflammation chronique des paupières s'améliorent ou guérissent également moyennant des applications fréquentes (toutes les heures ou toutes les deux heures), à condition que les sels minéraux correspondants à ces affections soient ingérés en même temps.

N° 7 – Pommade de *Magnesium phosphoricum*

À utiliser en cas de démangeaisons cutanées chez les personnes âgées, de douleurs névralgiques avec crampes, perçantes ou lancinantes, et en thérapie d'accompagnement du psoriasis.

La pommade de *Magnesium phosphoricum* sert en premier lieu à décrisper des nerfs et des muscles tendus, et à accompagner un traitement de psoriasis. On obtient des résultats particulièrement efficaces contre les maux de tête (frictionner le front, les tempes et la nuque), contre les douleurs de type colique dans l'estomac et les intestins ainsi que les douleurs névralgiques dans les épaules et les reins. Les démangeaisons cutanées qui accompagnent un surmenage des nerfs peuvent aussi être traitées avec efficacité à l'aide de cette pommade.

N° 8 – Pommade de *Natrium chloratum* (ou *Natrium muriaticum*)

À utiliser en cas de zona, de vésicules sur les lèvres, d'acné, de comédons, de mycoses cutanées avec pellicules blanches, de déchirures de l'anus, d'irritation cutanée chez le nourrisson et contre les conséquences des piqûres d'insectes. L'érythème du nourrisson se traite très bien à l'aide de cette pommade si on l'applique en couche de quelques millimètres d'épaisseur et qu'on la recouvre d'un petit linge.

N° 9 – Pommade de *Natrium phosphoricum*

À utiliser en cas de furoncles au stade purulent, d'érysipèle, d'éruptions cutanées sous forme de vésicules ou de pustules à contenu jaune, et de mastite commençante.
La pommade de *Natrium phosphoricum* assure l'équilibre acido-basique de la peau et la débarrasse de ses impuretés. Elle est une crème de nuit efficace en cas d'acné, de peau grasse à gros pores et de comédons. Prendre peu de pommade et bien masser.

N° 10 – Pommade de *Natrium sulfuricum*

À utiliser en cas de mycoses cutanées, d'éruptions cutanées purulentes avec vésicules, d'affections cutanées périodiques, de peau enflée, d'engelures, de douleurs névralgiques, hépatiques et biliaires.

N° 11 – Pommade au *Silicea*

À utiliser en cas d'eczéma purulent aux mains et aux pieds, de transpiration excessive des pieds, de mycose du pied, de blessures

guérissant difficilement, de furoncles et d'ulcères en phase de guérison, de suppuration et d'inflammation de l'ongle, de callosités et de cors. Cette pommade nettoie et fortifie le tissu conjonctif.
La pommade au *Silicea* est une excellente crème cosmétique pour les peaux lâches et les rides prématurées (pattes-d'oie) et peut s'utiliser comme une crème de nuit. En cas de pores agrandis et de peau impure, elle peut s'appliquer en alternance avec la pommade de *Natrium phosphoricum*.

N° 12 – Pommade de *Calcium sulfuricum*

En cas de jambes et de pieds brûlants, de troubles des sinus (enduire le front, le nez et la région nasale), d'affections cutanées qui brûlent ou démangent, comme les fistules, les abcès, les furoncles au stade de la guérison. Cette pommade nettoie les tissus conjonctifs et stimule le métabolisme de la peau.

Remarque : le processus de guérison est notablement favorisé si l'application d'une pommade s'accompagne de l'ingestion des sels minéraux correspondants.

Les personnes sachant traiter par les *zones réflexes du pied* pourront trouver dans les pommades biochimiques un adjuvant merveilleux. Selon l'affection concernée, on ajoutera au traitement la pommade correspondante.

Applications externes – compresses, enveloppements, bains, lavages

Les sels minéraux et les pommades correspondantes se prêtent à des usages externes bienfaisants, favorisant le processus de guérison.

Compresses, enveloppements et cataplasmes

Ces applications externes sont utiles en cas de fièvre et de douleur et aident le malade à se sentir mieux. Ainsi, il se détendra plus facilement et se sentira bien entouré.
L'enveloppement des mollets a de tout temps été un moyen domestique pour lutter contre les fortes fièvres. Il est encore plus efficace s'il se fait à l'aide des sels minéraux. Il faut, à cet effet, deux linges de la taille d'une serviette de cuisine, et une grande serviette de bain. Quand les jambes sont enveloppées, il faut absolument veiller à ce que les pieds restent toujours chauds.
Dissoudre environ 20 comprimés du sel minéral correspondant à l'affection à traiter dans un demi-litre d'eau chaude, y tremper un linge, l'essorer, et le poser plié ou comme un enveloppement autour de la partie douloureuse. En cas de douleurs partant d'un organe, il est possible d'y appliquer des compresses chaudes à brûlantes – selon ce que supporte le patient. Les recouvrir alors

d'une serviette de bain sèche et d'une couverture de laine. Une fois la compresse refroidie, ce processus peut être renouvelé aussi souvent qu'on le veut. La partie douloureuse du corps peut avoir été enduite au préalable de la pommade correspondante pour renforcer l'effet de la compresse. Par exemple, en cas de sciatique, dont la douleur rayonne souvent dans toute la hanche, ce traitement apporte un grand soulagement.
En cas d'inflammation des paupières, d'entorses, de contusions, d'articulations enflées ou blessées, de coup de soleil et de piqûre d'insecte, l'eau de la compresse devrait être plus fraîche mais jamais froide.

Les *enveloppements au fromage blanc* constituent un traitement particulièrement efficace contre ces troubles. Selon les dimensions de la partie du corps à traiter, on mélangera 10 à 20 comprimés du sel minéral correspondant réduits en poudre à 100 ou 200 grammes de fromage blanc. Pour plus d'efficacité, on peut d'abord appliquer une couche de pommade correspondante. Puis on dépose le fromage blanc en une couche épaisse d'environ 2 cm. Le tout est enveloppé de plastique et pour finir d'un linge de toilette. L'effet rafraîchissant du fromage blanc est bienfaisant et les protéines ainsi que les sels minéraux qu'il contient reconstituent la peau en cas, par exemple, de coup de soleil ou de brûlure. Conserver l'enveloppement quelques heures ou durant la nuit.
Ce type de traitement a également fait ses preuves en cas de bronchite ou de toux persistante. Le fromage blanc extrait du corps les toxines produites par le métabolisme. Pour des enveloppements de poitrine, tiédir un peu le fromage blanc au bain-marie.
En cas d'indisposition ou de douleurs dans la région du foie et de la bile, les pommades de *Natrium sulfuricum*, de *Natrium phosphoricum* ou de *Magnesium phosphoricum* ainsi que des compresses très chaudes trempées dans une eau enrichie en sels minéraux correspondants soulagent rapidement et préparent le terrain de la guérison.
Les *compresses sur le visage* sont agréables et atténuent le mal en cas d'érysipèle facial, de maux de dents avec joue enflée, de coup de soleil, d'irruptions cutanées et de refroidissement du nez ou des sinus.

En cas de coup de soleil (voir aussi plus haut «enveloppements au fromage blanc») et d'irruptions cutanées, on peut réduire en poudre 15 à 20 comprimés de *Ferrum phosphoricum* et les mélanger en une pâte avec de l'eau bouillie refroidie. Pour apaiser et guérir plus vite, ajouter 3 à 5 gouttes d'huile essentielle de lavande pure et appliquer cette pâte sur les parties atteintes de la peau. Laisser agir environ 20 minutes. Il est utile de recouvrir cette pâte d'un linge humide ou d'un film plastique fin pour qu'elle ne sèche pas. La peau ne pèlera pas et guérira vite. Ce type de traitement est également très efficace en cas d'acné, après un bain de vapeur à la suite duquel on aura fait éclater les pustules arrivées à maturité.
Après un tel traitement, il est conseillé d'appliquer une pommade de *Ferrum phosphoricum* ou au *Silicea*. Ces pommades peuvent être utilisées 2 à 3 fois par jour jusqu'à guérison complète.

La pommade au *Silicea* fait merveille pour rajeunir une peau couverte de rides. Elle améliore aussi l'état d'une peau grasse ou couverte de gros pores, de comédons, ou encore de boutons. Préparer une pâte légère avec 15 à 20 comprimés réduits en poudre et du yaourt nature maigre ; y ajouter 2 gouttes d'huile essentielle de bois de santal. Appliquer la pâte sur le visage et le cou à l'aide d'un pinceau, puis recouvrir d'un linge humide ou d'un film plastique et d'un petit linge sec. Laisser agir 15 minutes. Puis rincer à l'eau froide, sécher en tapotant, enduire de pommade au *Silicea* et utiliser celle-ci un certain temps comme crème de nuit. Pour changer, il est aussi possible de préparer la pâte à l'aide de comprimés de *Kalium phosphoricum*, également très efficaces contre les rides.
Cet enveloppement du visage convient aussi au traitement des peaux très sèches. À la place du fromage blanc, on prendra du yaourt à forte teneur en matières grasses et des comprimés de *Natrium chloratum* ou de *Calcium phosphoricum* et de *Silicea*.

Contre un refroidissement avec un nez très enrhumé et des maux de tête, réduire en poudre 10 à 15 comprimés du sel minéral correspondant (voir «Symptômes de A à Z», la rubrique «Refroidissement» ou «Rhume») et préparer avec de l'eau bouillie refroidie une pâte légère à laquelle il convient d'ajouter 1 goutte d'huile essentielle d'eucalyptus. Appliquer cette pâte sur le front, les tempes, le dessus du nez et s'il y a toux aussi sur la poitrine, et la recouvrir d'un linge humide ou d'un film en PVC ainsi que d'une petite serviette à mains. Laisser agir environ 10 minutes ou jusqu'à ce que la pâte paraisse froide. Dès que la compresse a été retirée, enduire légèrement de la pommade correspondante pour favoriser le processus de guérison.

Ce type de compresse est aussi un grand bienfait en cas de bronchite ou de toux durable, et la poitrine se désencombre rapidement.

Appliquer la compresse sur la poitrine ou faire un enveloppement humide qui inclut la poitrine et le dos. Laisser agir environ une demi-heure ou jusqu'à ce que la pâte paraisse trop froide. On peut répéter ce processus au bout de quelques heures.

Pour traiter une plaie fraîche, préparer une pâte de la manière décrite plus haut à l'aide de comprimés de *Ferrum phosphoricum*, qui constituent un excellent remède. Badigeonner la plaie de cette pâte et recouvrir d'un film de PVC. Retirer la compresse au bout de quelques heures et en préparer une nouvelle. Quand la plaie commence à guérir, ne plus la recouvrir, pour qu'elle puisse sécher. S'il faut s'attendre à la formation de cicatrices, celles-ci peuvent être aplanies à l'aide de la pommade de *Calcium fluoratum*. Mais n'appliquer cette pommade qu'une fois la plaie refermée.

En cas de maux de ventre, dans la région de l'intestin et de l'estomac, un enveloppement chaud est une recette familiale qui a fait ses preuves. L'effet peut être renforcé et amélioré par la prise en interne et l'application en externe de *Magnesium phosphoricum* («sept d'enfer», page 29) comme décrit plus haut. En cas de diarrhée et de douleurs de type coliques, appliquer *Kalium phosphoricum* ou *Natrium phosphoricum*.

Bains et lavages

Des *bains complets* additionnés de sels minéraux peuvent être des compléments efficaces à diverses thérapies.

Bains frais

En ajoutant environ 3 cuillères à soupe de sels de Glauber (disponibles en pharmacie) et une trentaine de comprimés de chacun des deux sels, *Natrium chloratum* et *Kalium chloratum*, on a préparé un véritable bain détoxiquant. La température devrait tout d'abord être de 37° C, puis la rabaisser à 35° C par l'adjonction d'eau froide. Ce bain convient particulièrement en cas de troubles cardiaques et circulatoires d'origine nerveuse et de système immunitaire affaibli. Il est aussi efficace contre la plupart des maladies cutanées, telles que la névrodermite, le psoriasis, l'eczéma, l'acné et les irruptions cutanées de nature allergique. Ce bain peut également servir à faire baisser une température élevée, chez l'enfant comme chez l'adulte. La durée du bain est de 5 à 10 minutes. Après, s'envelopper dans un peignoir et se coucher immédiatement.

Bains chauds

Des bains complets à une température supérieure à 37° C conviennent également très bien pour une détoxication du corps et une stimulation du métabolisme. Mais il faut être prudent en cas de maladies cardiaques ou circulatoires (hypertension !). L'excès de chaleur est déconseillé dans ces situations.

En cas de refroidissements, grippe, infections, douleurs dans les os ou les muscles, douleurs rhumatismales, arthrite et arthrose, la température du bain peut être élevée progressivement jusqu'à 42° C. Préparer un bain à 37° C et ajouter de l'eau chaude. Vérifier impérativement la température à l'aide d'un thermomètre. Le bain devrait durer 15 à 20 minutes. Puis s'envelopper d'un peignoir et se coucher aussitôt. En cas de forte transpiration, boire des jus de fruits et de légumes fraîchement pressés pour remplacer le liquide perdu.

Outre le sel de Glauber, il convient aussi d'ajouter des sels minéraux tels que *Natrium chloratum* et *Kalium chloratum*. Même dosage que ci-dessus, à la rubrique «Bains frais».

Lavages

Ils peuvent être réalisés en utilisant les mêmes sels minéraux que les bains. Mais ne dissoudre que 15 à 20 comprimés de chaque sel minéral dans 3 à 4 litres d'eau chaude, et laver le corps à l'aide d'un gant, en commençant par les mains et les bras, de haut en bas. Ce processus ne devrait pas durer trop longtemps. Après séchage, il est nécessaire de se reposer au lit. Ces lavages peuvent être renouvelés 6 à 8 fois par jour.

Bains de bras et de pieds

Ce type de traitement est plus efficace qu'on ne pourrait le croire. Les extrémités sont étroitement liées aux processus métaboliques qui se déroulent dans le corps et sur lesquels des bains de bras ou de pieds peuvent exercer un effet bénéfique.

Ce type de thérapie convient tout particulièrement en cas de fièvre, de refroidissement, de maladie de la vessie, de troubles circulatoires, de nervosité, de douleurs musculaires ou articulaires. Dissoudre à cet effet une trentaine de comprimés des sels minéraux appropriés dans 3 à 4 litres d'eau. Les avant-bras doivent plonger dans l'eau jusqu'aux coudes et les pieds jusqu'aux genoux. Des seaux de ménage feront parfaitement l'affaire. On peut aussi ajouter à l'eau quelques gouttes d'huile essentielle (de thym, de romarin, de lavande, de théier) préalablement émulsionnées dans du lait ou du miel. L'odeur d'une huile essentielle exerce un effet particulièrement positif pour le bien-être général. En cas de maladie, de tels bains peuvent être renouvelés 2 à 3 fois par jour pour rafraîchir et détendre le malade, selon l'envie et le temps disponible !

Traitements biochimiques pour les enfants

Les sels minéraux sont sans risque pour les enfants. Mais il vaut mieux en général – et surtout chez les nourrissons – déterminer au préalable avec le médecin le type précis de maladie révélée par les symptômes observés. Après ce constat, il est possible de trouver à l'aide de ce livre les remèdes appropriés.
Il faut, à cet effet, tenir compte aussi du diagnostic facial. Chez les enfants, en particulier, la couleur du visage renseigne souvent de manière précise sur certaines carences.

D'une manière générale, les remèdes cités au chapitre «Symptômes de A à Z» s'appliquent également aux enfants, à condition de réduire les doses (voir page 17).

Les compléments recommandés sont suivis de la lettre (R).

Symptôme	Remède
Manque d'appétit (suc gastrique insuffisant)	*Calcium phosphoricum*, *Natrium chloratum*
Manque d'appétit (nervosité)	*Kalium phosphoricum*
Vomissement aussitôt après la tétée	*Calcium phosphoricum*, *Ferrum phosphoricum*, *Silicea*
Demande trop fréquente de tétée	*Calcium phosphoricum*
Sommeil insuffisant et trop agité	*Kalium phosphoricum*

Symptôme	Remède
Ne fait pas ses nuits	*Calcium phosphoricum*
Ne dort pas par hyperactivité	*Magnesium phosphoricum* («sept d'enfer») ou :
avant le coucher	*Kalium phosphoricum*
Pleurnichard, irritable	
– chez les enfants	*Calcium phosphoricum*
pâles ou paraissant sous-alimentés	*Kalium phosphoricum*, *Silicea*
agressifs et hyperactifs	*Magnesium phosphoricum* *Calcium phosphoricum*

Diarrhée et mal de ventre

Diarrhées nerveuses	*Kalium phosphoricum*
Diarrhée aqueuse, glaireuse, chronique	*Natrium chloratum*
chronique, jaune verdâtre	*Natrium sulfuricum*
chronique, par hyperacidité	*Natrium phosphoricum*
chronique, malodorante, putride	*Kalium phosphoricum*
chronique, alternant avec constipation	*Natrium sulfuricum*
Maux de ventre de type colique	*Magnesium phosphoricum* («sept d'enfer» et pommade en usage externe)
Ballonnements	*Natrium sulfuricum*, *Silicea*
Ballonnements avec maux de ventre spasmodiques	*Magnesium phosphoricum* («sept d'enfer»)
Vers	*Natrium phosphoricum*
Inflammation et gonflement des ganglions	*Ferrum phosphoricum*, *Kalium chloratum*, *Natrium phosphoricum*

Incontinence

Par faiblesse de la vessie et refroidissement	*Calcium phosphoricum*, *Natrium sulfuricum*, *Ferrum phosphoricum*
Par nervosité et peur	*Kalium phosphoricum*, *Natrium chloratum*

Symptôme	Remède
Manque de concentration et troubles de l'apprentissage chez les enfants d'âge scolaire	*Calcium fluoratum* *Kalium phosphoricum* *Natrium chloratum*

Fièvre

Jusqu'à 38,5° C	*Ferrum phosphoricum*
À partir de 38,5° C	*Kalium phosphoricum* (voir «Applications extérieures», p. 105)
Fièvre rhumatismale	*Ferrum phosphoricum*

Attention
Toujours laisser un médecin déterminer la cause d'une fièvre inexpliquée !

☐ Troubles de la croissance

En cas de douleurs dans les os et les membres, de ramollissement des os, de rachitisme, de déformations, de fermeture trop lente de la fontanelle et pour une meilleur formation des os, les sels de calcium *Calcium fluoratum* et *Calcium phosphoricum*, apportent un excellent soutien, notamment en cas de naissance prématurée. Chez les enfants qui ne parviennent pas vraiment à pousser, qui ont l'air vieux et gris avec en général des membres et un cou maigres, *Silicea* est un autre remède qui les aide à se construire. Les enfants qui présentent une carence en *Silicea* ne supportent pas le lait, ont tendance à la diarrhée, aux vomissements et aux ballonnements, et leur croissance physique est lente.

Symptôme	Remède
Maladies des sinus, de l'oreille et du nez	
Inflammations	*Ferrum phosphoricum*
Otite aiguë de l'oreille moyenne	*Ferrum phosphoricum*
avec sécrétion purulente	*Kalium chloratum*, *Calcium sulfuricum*, *Silicea*
Otite chronique de l'oreille moyenne	*Kalium chloratum*
Nez constamment encombré et morveux	*Kalium chloratum*, *Calcium carbonicum* (R)
Saignements de nez	*Calcium phosphoricum*, *Kalium phosphoricum*
Toux et maladies bronchiales	
Croup et asthme	*Kalium bromatum* (R), *Calcium phosphoricum*, *Magnesium phosphoricum*
avec forte fièvre	*Kalium phosphoricum*, *Natrium chloratum*
Faux croup	*Calcium phosphoricum*, *Kalium chloratum*, *Calcium sulfuricum*
Toux spasmodique et par quintes	*Calcium phosphoricum*
Toux sèche	*Magnesium phosphoricum* («sept d'enfer»)
Toux légère, bronchiale	*Kalium sulfuricum*
Bronchite avec fièvre inférieure à 38,5° C	*Ferrum phosphoricum*
Bronchite au deuxième stade avec fièvre supérieure à 38,5° C	*Kalium chloratum*
Maladies infantiles	
Rougeole, oreillons, varicelle, croup, coqueluche, scarlatine au premier stade de l'inflammation, fièvre	*Ferrum phosphoricum*

Symptôme	Remède
Toux, parties enflées	*Kalium chloratum*
Toux spasmodique, quintes	*Magnesium phosphoricum*
Éruptions et sécrétions cutanées	*Kalium sulfuricum*
À la fin de la maladie et pendant un certain temps pour la reconstitution des forces	*Calcium phosphoricum* et *Silicea*
Hernie ombilicale	*Calcium fluoratum*, *Ferrum phosphoricum*, *Silicea*

Affections cutanées

Irritations de la peau du nourrisson, dues aux frottements en position couchée : fortes rougeurs, ou peau saignante	*Ferrum phosphoricum*, *Natrium phosphoricum*
avec formation de pus	*Silicea* et *Kalium phosphoricum* (dans chaque cas comprimés et pommade)
Croûtes de lait	*Calcium phosphoricum* *Natrium phosphoricum, Silicea*
Névrodermite	*Kalium chloratum* *Natrium phosphoricum* *Calcium carbonicum* (R), *Silicea*
Brûlures	*Natrium chloratum* (voir aussi «Applications externes», page 105)

Comme mentionné au début de ce chapitre, d'autres informations sur le traitement des enfants peuvent être trouvées au chapitre «Symptômes de A à Z), à partir de la page 121.

Traitements biochimiques pour animaux domestiques

Les propriétaires d'animaux seront reconnaissants de trouver la possibilité de soigner eux-mêmes leurs bêtes avec des remèdes biochimiques. Beaucoup de troubles des animaux sont comparables à ceux des hommes, et en connaissant les symptômes et le diagnostic du vétérinaire, il est possible de trouver des remèdes appropriés.

Avec les bons sels minéraux et une alimentation adaptée, un jeune animal restera très probablement longtemps en bonne santé jusqu'à un âge avancé.

Si les symptômes ne disparaissent pas au bout d'un temps raisonnable, il faut absolument consulter un vétérinaire.

Comme déjà mentionné au départ, les substances biochimiques ne sont pas des drogues ou des médicaments chimiques mais des substances vitales et nutritives des cellules et leur action est en complète harmonie avec la nature.

Les comprimés peuvent être posés directement sur la langue ou dissous dans un peu d'eau chaude et mélangés à la nourriture.

Pour des maladies chroniques, donner 3 prises par jour, et dans les cas aigus, toutes les demi-heures. Pour des troubles externes, on peut aussi utiliser les pommades biochimiques.

N° 1 – *Calcium fluoratum*
Pour les maladies qui attaquent le périoste et l'émail des dents, les affections de la colonne vertébrale, des os de la hanche et d'autres os, les hémorroïdes, les glandes dures.

N° 2 – *Calcium phosphoricum*
Reconstituant général, fortifie les dents. En cas d'anémie, de rachitisme, de fractures, de sous-alimentation, de tremblements parce que le corps est froid.

N° 3 – *Ferrum phosphoricum*
Pour soigner la fièvre, les coupures, égratignures, morsures et les blessures saignantes (en cas de plaies, appliquer de la poudre de comprimé). *Ferrum phosphoricum* est le «remède des premiers secours».

N° 4 – *Kalium chloratum*
En cas de refroidissement touchant le nez et la gorge (en alternance avec n° 3). Maladies des voies respiratoires et du poumon, taches grises dans la gorge, constipation (selles très claires), abcès, furoncles (en alternance avec n° 12), eczéma cutané (en alternance avec n° 6 et 8) ; foie faible, attaqué.

N° 5 – *Kalium phosphoricum*
Avec tous les symptômes à caractère nerveux, pour les animaux peureux, névrotiques et hystériques, en cas d'asthme et de respiration courte.

N° 6 – *Kalium sulfuricum*
En cas d'affections cutanées, d'eczéma (en alternance avec n° 4 et 8), patte blessée avec desquamation de la peau, catarrhe, croûtes jaunes aux paupières, sécrétions collantes, nez sec.

N° 7 – *Magnesium phosphoricum*
En cas de douleurs névralgiques, de crampes, de tressaillements nerveux, de tremblement des jambes, de colique gastrique ou intestinale, d'agitation, de mauvais sommeil.

N° 8 – *Natrium chloratum*
En cas de constipation avec selles sèches, d'urticaire, de piqûres d'insectes, de salivation excessive, d'anémie (avec n° 2).

N° 9 – *Natrium phosphoricum*
En cas d'hyperacidité due à une mauvaise alimentation, de problèmes digestifs, de vers, de selles à odeur acide, d'irritabilité, de peau irritée avec sécrétions acides.

N° 10 – *Natrium sulfuricum*
En cas de troubles hépatiques, de vomissements bilieux d'un liquide aqueux et verdâtre, du blanc des yeux coloré en jaune, d'asthme, de symptômes rhumatismaux.

N° 11 – *Silicea*
En cas de furoncles, d'abcès purulents, de plaies suintantes, d'eczéma, d'ulcères, de patte blessée ; *Silicea* et *Kalium sulfuricum* (n° 6) forment une excellente combinaison pour améliorer l'état du poil.

N° 12 – *Calcium sulfuricum*
En cas d'ulcères dans la gorge, de plaie suintantes guérissant difficilement, de tout processus purulent (action semblable à celle de *Silicea*).

Symptômes de A à Z et remèdes correspondants

Tout symptôme qui dure depuis longtemps ou se manifeste avec acuité doit être soumis obligatoirement à l'avis d'un médecin ! Un • marque chaque fois de tels symptômes dans la liste ci-dessous.

Les sels minéraux assurent un excellent soutien à toute thérapie médicale.

Pour chaque maladie ou trouble cités dans la liste suivante, nous indiquons les principaux sels minéraux pouvant contribuer à sa thérapie. Selon la manière dont le trouble se manifeste dans chaque cas individuel, d'autres remèdes peuvent encore être ajoutés. Lorsque plus de trois remèdes sont proposés, il convient de choisir en fonction des symptômes qui se présentent. On pourra s'aider à cet effet de la «Description des douze remèdes» (p. 31) et du diagnostic facial qui est donné avec chaque remède. Des sels minéraux appropriés peuvent aussi être trouvés, le cas échéant, parmi les «compléments biochimiques» (page 93).

On peut toujours combiner les sels en les alternant, surtout quand l'état général est mauvais. Toutefois, un traitement ciblé comprenant au maximum *trois* sels minéraux susceptibles d'atténuer ou de guérir directement la maladie est plus rapide et nettement plus utile qu'un traitement global utilisant plus de trois remèdes à la fois.

Dans beaucoup de cas, la thérapie la plus efficace est celle qui utilise un seul sel minéral, correspondant exactement aux

symptômes observés (voir «Conseils d'utilisation et de dosage», page 17).
Les compléments biochimiques recommandés sont signalés par la lettre (R).

Abcès

* premiers secours en cas de douleur, d'inflammation très chaude et de purulence prévisible : *Ferrum phosphoricum*
* enflé, mais sans purulence : *Kalium chloratum* en alternance avec *Ferrum phosphoricum*
* en cas de purulence : *Silicea* (amène l'abcès à maturité), *Calcium sulfuricum* (pour ouvrir et guérir l'abcès) (comprimés et pommades)
* si abcès récurrent : *Kalium phosphoricum* et *Calcium phosphoricum* en traitement de longue durée ont un effet antiseptique et améliorent la qualité du sang.

Abdomen

* douleurs abdominales d'origine intestinale : *Magnesium phosphoricum* («sept d'enfer»)
* douleurs abdominales avec nausée et mal de tête : *Magnesium phosphoricum*, *Natrium chloratum* (voir aussi les combinaisons de sels minéraux E et S)
* péritonite• : *Ferrum phosphoricum*, *Kalium chloratum*
* avec crampes et fièvre : *Ferrum phosphoricum*, *Kalium phosphoricum*, *Magnesium phosphoricum*
* avec constipation, ballonnements : *Ferrum phosphoricum*, *Natrium sulfuricum*, *Kalium phosphoricum*, *Calcium sulfuricum*, *Silicea*
* pancréatite• : *Ferrum phosphoricum*, *Kalium phosphoricum*, *Natrium sulfuricum*, *Silicea*
* sensation de ventre trop plein : *Kalium sulfuricum*, *Natrium phosphoricum*
* ventre distendu : *Calcium fluoratum*, *Silicea* (comprimés et pommades).

Accouchement

* préparation et facilitation : *Calcium fluoratum*, *Calcium phosphoricum*, *Magnesium phosphoricum* (comprimés et pommades)
* faiblesse pendant le travail : *Kalium phosphoricum*
* contre les crampes pendant le travail : *Magnesium phosphoricum*
* douleurs après l'accouchement : *Magnesium phosphoricum*, *Kalium phosphoricum*
* rétablissement des organes : *Calcium fluoratum*, *Silicea*

Acidose (hyperacidité)

* Principal remède : *Natrium phosphoricum* en alternance avec *Natrium sulfuricum*
* en cas de renvois acides, de brûlures d'estomac et de sensation de froid : *Natrium phosphoricum*, *Silicea*
* renvois brûlants et fades, qui s'améliorent par l'absorption d'eau très chaude
* accumulations de gaz avec ventre ballonné : *Magnesium phosphoricum*, *Natrium sulfuricum*
* Fatigue constante et abattement : *Natrium phosphoricum*, *Natrium sulfuricum*, *Silicea* (voir aussi la combinaison de sels minéraux C).

Acné (voir aussi peau)

* rougeur inflammatoire : *Ferrum phosphoricum*, *Kalium chloratum* et *Natrium phosphoricum* (ces trois remèdes sont à prendre sur une longue durée)
* avec formation de pus : *Silicea* et *Calcium sulfuricum* ; *Arsenum jodatum* (R), *Kalium bromatum* (R) ; ces produits favorisent la maturation et le vidage des pustules (en complément, appliquer pommade de *Natrium phosphoricum* ou pommade au *Silicea* avant le coucher).

Aérophagie (voir aussi Intestin)

* pour éliminer et éviter : *Natrium phosphoricum*, *Kalium phosphoricum*, *Kalium chloratum*

* avec douleurs de type colique : *Magnesium phosphoricum*, *Kalium aluminium sulfuricum* (R)
(voir aussi la combinaison de sels minéraux E).

Agitation
* dans les pieds et les mains, surtout avant l'endormissement : *Magnesium phosphoricum* («sept d'enfer»)
* agitation nerveuse, peur : *Kalium phosphoricum*, *Calcium phosphoricum*, *Ferrum phosphoricum*
* sommeil agité : *Kalium phosphoricum*.

Alcoolisme
* en soutien à la cure de désintoxication : *Magnesium phosphoricum*, *Natrium phosphoricum*, *Natrium sulfuricum*

Allaitement
* pour favoriser la lactation : *Calcium phosphoricum*, *Natrium chloratum*
* si trop de lait : *Natrium sulfuricum*
* si poitrine chaude : *Ferrum phosphoricum*, *Magnesium phosphoricum*
* poitrine noueuse, congestion de lait : *Kalium chloratum*, *Magnesium phosphoricum*
* mamelons crevassés, enflammés : *Calcium fluoratum*, *Ferrum phosphoricum*
* sevrage : *Natrium sulfuricum*
* agitation, nervosité : *Kalium phosphoricum*.

Allergies
* en cas d'hyperacidité du sang et de troubles métaboliques : *Natrium phosphoricum*, *Natrium sulfuricum*
* en cas de surmenage nerveux et de stress : *Kalium phosphoricum*, *Magnesium phosphoricum*.

Amaigrissement
* par hyperacidité : *Natrium phosphoricum*, *Silicea*
* avec diarrhée : *Kalium phosphoricum*, *Natrium phosphoricum*

* amaigrissement inexpliqué• : *Kalium jodatum* D12 et *Lithium chloratum* D12 (R) ; en comprendre d'abord la cause !

Amygdales (voir aussi Gorge)

* abcès des amygdales, premier stade inflammatoire : *Ferrum phosphoricum*, *Kalium jodatum* (R)
* dans la suite du processus et en cas de purulence : *Ferrum phosphoricum*, *Calcium sulfuricum*, *Silicea*
* si fièvre supérieure à 38,5° et gonflement : *Kalium phosphoricum*, *Kalium chloratum*, *Calcium fluoratum*
* amygdalite aiguë : *Ferrum phosphoricum*, *Silicea*, *Calcium sulfuricum*
* amygdalite chronique : *Kalium sulfuricum*, *Calcium sulfuricum*, *Magnesium phosphoricum*
* amygdales durcies : *Calcium fluoratum*
* hypertrophie des amygdales : *Kalium chloratum*, *Calcium fluoratum*, *Magnesium phosphoricum*, *Ferrum phosphoricum.*

Anémie

* les trois principaux reconstituants sont : *Calcium phosphoricum*, *Ferrum phosphoricum*, *Natrium chloratum*
* pour la formation de nouvelles cellules du sang : *Calcium phosphoricum*, *Ferrum phosphoricum*, *Manganum sulfuricum*
* en cas de peau impure, pour la purification du sang : *Kalium chloratum*
* en cas de sang trop fluide, aqueux, et d'humeur dépressive : *Natrium chloratum*
* en cas d'hyperacidité, pour la purification du sang : *Natrium phosphoricum.*

Anthrax

* durci : *Calcium fluoratum*, *Kalium phosphoricum*
* purulent : *Calcium sulfuricum*, *Silicea*

(comprimés et pommades)

Aphtes

* muguet, inflammation des muqueuses buccales : *Ferrum phosphoricum*
* avec dépôt gris blanchâtre et éventuellement bordure rouge clair : *Kalium chloratum* en alternance avec *Kalium phosphoricum.*

Apoplexie

* mesure immédiate : *Ferrum phosphoricum*
* après l'attaque : *Ferrum phosphoricum*, *Silicea* : en cas de paralysie, ajouter : *Kalium phosphoricum*, *Manganum sulfuricum* (R)
* avec mouvements spasmodiques ou en cas d'attaque : *Magnesium phosphoricum*
* à titre préventif : *Calcium fluoratum*, *Calcium phosphoricum*, *Ferrum phosphoricum.*

Appendice

* inflammation et irritation• : *Ferrum phosphoricum*, *Kalium chloratum*
* fortes douleurs• : *Magnesium phosphoricum* («sept d'enfer»).

Appétit

* appétit excessif : *Calcium phosphoricum*
* boulimie, troubles hépatiques, dépôt gris blanc sur la langue : *Kalium chloratum*
* manque d'appétit avec nausée, faiblesse générale et sucs gastriques insuffisants : *Kalium chloratum*, *Natrium chloratum*
* brûlures d'estomac et hyperacidité gastrique, maux d'estomac après manger : *Natrium phosphoricum*
* manque d'appétit avec troubles nerveux : *Kalium phosphoricum*, *Magnesium phosphoricum* («sept d'enfer»).

Artériosclérose

* *Calcium fluoratum* et *Silicea* sont les remèdes les plus importants pour une thérapie de longue durée
* en cas de dépression, d'angoisse et de troubles cardiaques : *Kalium phosphoricum*, *Magnesium phosphoricum.*

Arthrite (inflammation articulaire)

* traitement de longue durée avec *Calcium fluoratum*, *Ferrum phosphoricum*, *Natrium phosphoricum*
* en cas d'aggravation le soir : *Kalium sulfuricum*
* avec sentiment de chaleur : *Ferrum phosphoricum.*

Arthrose

* traitement de longue durée avec *Calcium fluoratum*, *Calcium phosphoricum*, *Natrium chloratum*, *Natrium phosphoricum*, *Silicea*
* en cas de processus inflammatoires : *Ferrum phosphoricum* (pour le traitement extérieur, utiliser les pommades minérales correspondantes).

Articulations

* craquantes : *Calcium fluoratum*, *Natrium phosphoricum*
* agrandies, lâches, sans force : *Calcium fluoratum*, *Calcium phosphoricum*
* formation de cartilage, hallux valgus : *Calcium fluoratum*, *Kalium chloratum*, *Natrium chloratum*, *Silicea*
* inflammation (voir aussi Arthrite), avec douleurs et raideurs : *Ferrum phosphoricum*
* inflammation chronique du genou avec enflure et douleurs en cas de mouvement : *Silicea*, *Calcium fluoratum*
* liquide dans les articulations : *Natrium sulfuricum*
* rhumatisme articulaire (voir aussi rhumatismes)
* au début d'une crise : *Ferrum phosphoricum*
* phase aiguë : *Ferrum phosphoricum*, *Natrium phosphoricum*, *Natrium sulfuricum*, *Silicea*
* douleurs aiguës en cas d'hyperacidité due à une alimentation erronée : *Natrium phosphoricum*
* pour une élimination accélérée des substances toxiques : *Natrium sulfuricum*
* avec gonflement : *Kalium chloratum*, *Natrium phosphoricum*, *Calcium fluoratum.*

Ascaris (voir Vers)

Asthénie (manque de force)
* Manque d'allant, faiblesse générale : *Kalium phosphoricum*, *Magnesium phosphoricum*, *Natrium chloratum*, *Silicea*
* pour une désacidification du sang : *Natrium phosphoricum*, *Natrium sulfuricum*, *Kalium chloratum*, *Silicea.*

Asthénie
* état de faiblesse d'origine nerveuse, surmenage : *Kalium phosphoricum*, *Silicea*, *Magnesium phosphoricum*
* faiblesse physique, convalescence : *Calcium phosphoricum*, *Ferrum phosphoricum*, *Kalium phosphoricum*
* faiblesse psychique, dépression : *Kalium phosphoricum*, *Magnesium phosphoricum*, *Lithium chloratum* (R).

Asthme bronchial•
* Principal remède biochimique dans tous les cas d'asthme : *Natrium sulfuricum*
* en cas de crises aiguës, spasmodiques avec parfois douleurs abdominales simultanées : *Magnesium phosphoricum*, *Natrium sulfuricum*
* Crises dues à de la nervosité, avec battements de cœur irréguliers, agités, fortes démangeaisons, état de faiblesse, paralysies, crampes, en mesure d'urgence : *Magnesium phosphoricum* («sept d'enfer») et *Kalium phosphoricum* ; puis, pendant un temps prolongé : *Kalium arsenicosum* (R), *Kalium phosphoricum*, *Natrium sulfuricum*
* crises dues à des réactions allergiques, rhume des foins : *Kalium phosphoricum*, *Arsenum jodatum* (R), *Calcium phosphoricum*
* avec glaires blanches difficilement résorbables et forte sensation de constriction dans la région du cœur et des poumons : *Kalium chloratum* toutes les 10 minutes pendant un certain temps
* après apaisement : *Kalium phosphoricum*
* avec grandes difficultés respiratoires et expectoration de petits grumeaux glaireux jaunâtres : *Kalium sulfuricum*, *Silicea*
* en cas de crises surtout le soir, ou la nuit, ou après le repas : *Kalium sulfuricum.*

Atonie d'un sphincter
* *Calcium fluoratum*, *Silicea*
* paralysie : *Kalium phosphoricum*, *Silicea* (traitement de longue durée avec comprimés et pommades).

Basedow• (maladie de, voir aussi thyroïde)
* traitement de longue durée avec *Magnesium phosphoricum*, *Calcium phosphoricum* (comprimés et pommades), *Kalium jodatum* (R) ou *Kalium bromatum* (R)
* avec maux cardiaques : *Kalium phosphoricum*, *Kalium sulfuricum*
* avec gonflement des glandes : *Kalium chloratum*, *Calcium fluoratum* (comprimés et pommades), *Kalium jodatum* (R).

Bégaiement (voir Bouche)

Bile (voir aussi jaunisse)
* pour un renforcement général et en cas d'inflammation de la vésicule biliaire• : *Ferrum phosphoricum*, *Magnesium phosphoricum*, *Kalium phosphoricum*, *Natrium sulfuricum*
* après le stade inflammatoire aigu : *Kalium chloratum*
* régulation du flux de la bile : *Natrium sulfuricum*, *Kalium chloratum*
* colique• : *Magnesium phosphoricum* («sept d'enfer»)
* pour la prévention et la suppression des lithiases biliaires : *Calcium phosphoricum*, *Natrium phosphoricum*, *Magnesium phosphoricum*, *Natrium sulfuricum*, *Natrium bicarbonicum* (E)
* douleurs : *Magnesium phosphoricum* («sept d'enfer»)
* après atténuation de la douleur : *Ferrum phosphoricum*.

Blessures
* contusions, entorses, coups, coupures : *Ferrum phosphoricum*, *Silicea* (comprimés et pommades)
* enflures : *Kalium chloratum*
* choc ou fracture osseuse : *Calcium fluoratum*, *Calcium phosphoricum*.

Bouche (voir aussi Lèvres, Langue)

* goût acide : *Natrium phosphoricum*
* goût amer : *Natrium sulfuricum*
* mauvais goût le matin : *Calcium phosphoricum*
* haleine nauséabonde : *Kalium phosphoricum, Natrium phosphoricum, Calcium carbonicum* (R)
* lèvres et commissures gercées, fendillées : *Calcium fluoratum, Silicea*
* lèvres sèches, détachement de morceaux de peau : *Kalium phosphoricum, Natrium chloratum*
* palais chaud, enflé, enflammé : *Ferrum phosphoricum*
* palais et glandes enflées : *Kalium chloratum*
* glandes sublinguales enflées : *Natrium chloratum*
* inflammation des glandes salivaires et sécrétion excessive de salive : *Natrium chloratum, Kalium chloratum*
* élocution hésitante, balbutiements, bégaiements : *Magnesium phosphoricum*
* élocution trop lente : *Magnesium phosphoricum*
* ulcères dans la bouche : *Kalium phosphoricum*
* besoin constant de se racler la gorge : *Natrium sulfuricum*
* besoin constant de cracher des glaires : *Natrium chloratum, Natrium sulfuricum*
* tressaillements de la bouche : *Magnesium phosphoricum*
* inflammation des muqueuses buccales : *Ferrum phosphoricum, Kalium phosphoricum.*

Bouffées de chaleur (voir aussi Transpiration)

* à la ménopause, traitement de longue durée : *Ferrum phosphoricum, Magnesium phosphoricum, Natrium chloratum*
* avec maladies fiévreuses : *Ferrum phosphoricum, Kalium phosphoricum, Kalium sulfuricum*
* à cause de troubles digestifs (après un repas trop riche) : *Natrium phosphoricum*
* très grosses sueurs pendant la journée : *Natrium chloratum, Calcium phosphoricum, Kalium phosphoricum*
* sueurs nocturnes : *Natrium chloratum, Silicea, Calcium phosphoricum*
* sueurs d'odeur acide : *Natrium phosphoricum.*

Boulimie

* pour retour à la normale : *Magnesium phosphoricum*, *Calcium phosphoricum*
* après le repas, sensation d'un appétit non assouvi : *Kalium phosphoricum*
* avec grande soif *Natrium chloratum*
* sensation d'un ventre trop plein : *Calcium phosphoricum*
* hoquet : *Magnesium phosphoricum*
* avec perte de poids : *Calcium sulfuratum* (R).

Boutons (voir Peau)

Bronchite

* au premier stade inflammatoire et en cas de fièvre : *Ferrum phosphoricum* ; ajouter *Kalium sulfuricum* si expectorations glaireuses jaunes et aggravation le soir
* au deuxième stade avec toux et glaires blanches, épaisses, dépôt gris blanc sur la langue : *Kalium chloratum* (voir aussi Toux)
* en cas de perte de l'odorat et du goût : *Natrium chloratum* (voir aussi la combinaison de sels minéraux J).

Brûlures gastriques (voir aussi Estomac)

* *Natrium phosphoricum*, *Natrium sulfuricum*
* avec crampes d'estomac : *Magnesium phosphoricum.*

Brûlures

* en premiers secours : *Kalium chloratum* (comprimés en interne et en externe, pommade)
* avec formation de pus : *Calcium sulfuricum, Silicea*
* avec formation de cloques : *Natrium chloratum*, *Ferrum phosphoricum*
* avec formation importante de cicatrices : *Calcium fluoratum*, *Kalium chloratum*, *Silicea* (comprimés et pommades).

Brûlures

* premiers secours : *Natrium chloratum*, *Kalium chloratum*, *Ferrum phosphoricum* (dissoudre les comprimés dans de l'eau bouillie refroidie et appliquer en cataplasme)

* purulentes : *Silicea*, *Calcium sulfuricum*
* suintantes : *Natrium chloratum*, *Silicea.*

Bursite

* *Ferrum phosphoricum*, *Kalium chloratum*, *Natrium chloratum*, *Silicea.*

Calcification

* préventivement : *Calcium fluoratum*, *Calcium phosphoricum*, *Ferrum phosphoricum*, *Silicea.*

Callosités

* *Calcium fluoratum* (comprimés et pommade).

Cancer • (en accompagnement de la thérapie médicale)

* pour le renforcement du système immunitaire : *Calcium fluoratum*, *Calcium phosphoricum*; *Calcium sulfuricum*, *Kalium phosphoricum*, *Natrium phosphoricum*, *Natrium chloratum*, *Silicea.*

Capacité d'apprendre (voir «Traitement biochimiques pour les enfants», page 111)

Caries

* en prévention et pour la conservation de dents saines : *Calcium fluoratum*, *Calcium phosphoricum*, *Natrium chloratum*, *Silicea.*

Cartilage

* fabrication : *Kalium phosphoricum*, *Natrium chloratum*, *Silicea*
* inflammation : *Ferrum phosphoricum*, *Calcium fluoratum*, *Natrium chloratum*
* ulcère : *Calcium fluoratum*, *Kalium phosphoricum*, *Natrium chloratum*, *Silicea*
* blessure : *Ferrum phosphoricum*, *Natrium chloratum*, *Calcium fluoratum.*

Cataracte • et glaucome • (voir Yeux)
* en soutien à d'autres traitements : *Calcium fluoratum*, *Kalium phosphoricum*, *Silicea*.

Catarrhe des sinus (voir Sinusite, Refroidissement, Nez)

Catarrhe
* aigu : *Ferrum phosphoricum*, *Natrium chloratum*
* chronique : *Kalium sulfuricum*, *Calcium sulfuricum*.

Cellulite (boursouflures en peau d'orange)
* existe depuis longtemps, durcie : *Calcium fluoratum*, *Calcium sulfuricum*, *Natrium sulfuricum* et *Kalium chloratum* pendant quelques semaines, à des fins de détoxication, puis *Kalium sulfuricum* et *Natrium phosphoricum*
* à titre préventif : *Silicea*, *Natrium phosphoricum*, *Kalium chloratum*

(Massages aux pommades de *Calcium fluoratum* et de *Silicea*).

Cerveau
* commotion cérébrale • avec fièvre et hébétude : *Ferrum phosphoricum*, *Calcium fluoratum*, *Kalium phosphoricum*
* méningite • : *Ferrum phosphoricum*, *Kalium chloratum*, *Kalium sulfuricum*, *Kalium phosphoricum*, *Magnesium phosphoricum*
* attaque d'apoplexie • : *Silicea*, *Ferrum phosphoricum*, *Magnesium phosphoricum* ; avec paralysie : *Kalium phosphoricum*, *Natrium chloratum*
* prévention de l'apoplexie : *Calcium fluoratum*, *Calcium phosphoricum*, *Natrium phosphoricum*, *Silicea*.

Cheveux (voir aussi la combinaison de sels minéraux K pour une chevelure saine)
* vite gras : *Silicea*, *Natrium phosphoricum*
* volants, chargés d'électricité statique : *Silicea*, *Natrium phosphoricum*
* cassants, sans éclat : *Silicea* (est un excellent reconstituant des cheveux)

* avec pellicules : *Natrium chloratum*, *Natrium phosphoricum*
* avec pellicules, gras : *Kalium sulfuricum*, *Natrium phosphoricum*
* peau du crâne douloureuse en peignant : *Silicea*
* perte de cheveux, alopécie progressive : *Kalium phosphoricum*, *Silicea*
* alopécie circulaire • : *Kalium phosphoricum*, *Ferrum phosphoricum*, *Silicea.*

Choc •
* *Magnesium phosphoricum* («sept d'enfer»), *Calcium phosphoricum.*

Cholestérol
* rétablissement du taux de cholestérol si trop faible ou trop fort : *Magnesium phosphoricum*, *Natrium phosphoricum*

Cicatrices
* pour guérir des cicatrices fraîches : *Ferrum phosphoricum*, *Kalium chloratum*, *Silicea*
* pour aplanir, même dans le cas de cicatrices dures et anciennes : *Calcium fluoratum*, *Silicea.*

Circulation (voir aussi Sang, Tension artérielle)
* vertiges et évanouissements : *Kalium phosphoricum*
* évanouissement par peur ou choc : *Kalium phosphoricum*
* mauvaise irrigation : *Kalium phosphoricum*, *Calcium phosphoricum*, *Manganum sulfuricum* (R)
* mains et pieds froids : *Calcium phosphoricum*, *Natrium chloratum* (comprimés et pommades)
* palpitations cardiaques et nervosité : *Kalium phosphoricum*
* palpitations cardiaques et sentiments de ventre trop plein : *Natrium phosphoricum*
* palpitations cardiaques avec inflammation : *Ferrum phosphoricum*
* pouls faible, irrégulier : *Kalium phosphoricum*, *Kalium sulfuricum*

* pouls trop rapide : *Ferrum phosphoricum* (généralement avec inflammation)
* pouls perceptible dans tout le corps : *Natrium chloratum*, *Magnesium phosphoricum*, *Kalium phosphoricum*
* dilatation excessive d'artères et de veines : *Calcium fluoratum*, *Ferrum phosphoricum.*

Cloques
* aqueuses, suscitées par pression ou brûlure : *Natrium chloratum* (comprimés et pommade).

Cœur
* défaut de la valvule • : *Calcium fluoratum*, *Kalium phosphoricum*
* infarctus • (en mesure d'accompagnement) : *Calcium fluoratum*, *Kalium sulfuricum*, *Ferrum phosphoricum*, *Magnesium phosphoricum*
* inflammations du cœur • : *Ferrum phosphoricum*, *Calcium phosphoricum*, *Kalium phosphoricum*, *Kalium jodatum* (R)
* troubles du rythme cardiaque : *Kalium phosphoricum*, *Magnesium phosphoricum*, *Calcium phosphoricum*
* palpitations fortes avant l'endormissement : *Kalium phosphoricum*
* oppression, serrements : *Ferrum phosphoricum*, *Kalium phosphoricum*, *Kalium sulfuricum*, *Magnesium phosphoricum*, *Silicea*
* insuffisance cardiaque : *Kalium phosphoricum*, *Magnesium phosphoricum*, *Kalium arsenicosum* (R)
* dégénérescence graisseuse du cœur• : *Natrium phosphoricum*, *Silicea*, *Natrium chloratum*, *Kalium phosphoricum*
* paralysie du myocarde • : *Calcium phosphoricum*, *Kalium phosphoricum.*

Coliques •
* dès les premiers signes et en cas de fortes douleurs : *Magnesium phosphoricum* («sept d'enfer»), *Cuprum arsenicosum* (R)
* avec renvois acides : *Natrium phosphoricum*, *Magnesium phosphoricum*

* avec ballonnements : *Natrium sulfuricum*, *Natrium phosphoricum*
* crampes abdominales chez les nourrissons et les petits enfants : *Magnesium phosphoricum* («sept d'enfer» et massages légers à la pommade), *Natrium phosphoricum*

(pour tous ces troubles, voir aussi la combinaisons de sels minéraux E).

Comédons (voir aussi Acné)

* avec peau grasse et pores élargis : *Natrium phosphoricum*, *Silicea* (comprimés et pommades).

Constipation (voir Intestin)

Constipation

* selles très claires en raison d'une activité hépatique insuffisante : *Kalium chloratum*
* maux de tête sourds et lourds, accompagnés de somnolence, de larmes et de vomissements de glaires mousseuses : *Natrium chloratum*
* selles sèches, cause de fissures rectales : *Natrium chloratum*
* avec renvois acides : *Natrium phosphoricum*, *Magnesium phosphoricum*
* en cas d'hyperacidité : *Natrium phosphoricum*, *Natrium sulfuricum*, *Ferrum phosphoricum*
* avec sentiment de ventre trop plein et ballonnements : *Kalium sulfuricum*, *Magnesium phosphoricum*, *Kalium aluminium sulfuricum* (R)
* stimulation du péristaltisme : *Calcium phosphoricum*
* selles dures, noduleuses (en «crottes de mouton») : *Kalium sulfuricum*, *Silicea*, *Kalium phosphoricum*.

Construction et régénération des cellules

* *Calcium phosphoricum*, *Kalium phosphoricum*, *Natrium chloratum*, *Silicea*.

Contusions

* blessures fraîches, rougies : *Ferrum phosphoricum*

* écoulement de sang : *Kalium chloratum*, *Calcium fluoratum*, *Silicea* (comprimés et pommades).

Coqueluche • (voir aussi «Traitement biochimiques pour les enfants», page 111)

* à l'apparition des premiers symptômes : *Ferrum phosphoricum, Magnesium phosphoricum* («sept d'enfer»)
* si expectorations épaisses et blanches : *Kalium chloratum*
* si expectorations albumineuses et enfants faibles et nerveux : *Calcium phosphoricum, Kalium phosphoricum*
* si expectorations jaunes : *Kalium sulfuricum*, *Silicea.*

Cordes vocales (voir Gorge)

Corne

* aux mains et aux pieds : *Calcium fluoratum* (comprimés et pommade).

Cors

* *Calcium fluoratum*, *Kalium chloratum*, *Silicea* (comprimés et pommades).

Coup de chaleur

* troubles légers : *Natrium chloratum*, *Ferrum phosphoricum*
* avec fièvre : *Ferrum phosphoricum*, *Kalium phosphoricum*, *Silicea* (si coup de soleil, comprimés et pommade au *Silicea*).

Coup de soleil

* au premier stade, très rouge : *Ferrum phosphoricum* (comprimés, pommade en couche épaisse)
* avec cloques : *Natrium chloratum*, *Ferrum phosphoricum* (comprimés et pommades)
* si purulent, ajouter : *Silicea* (comprimés et pommade).

Crampes

* avec fortes douleurs : *Magnesium phosphoricum* («sept d'enfer»), *Cuprum arsenicosum* (R)

* avec sensations d'engourdissement et de froid dans les membres : *Magnesium phosphoricum*, *Calcium phosphoricum*
* crampes aux mollets et aux pieds, fréquentes la nuit : *Silicea*, *Calcium phosphoricum*
* tressaillements nerveux : *Magnesium phosphoricum*, *Calcium phosphoricum*, *Cuprum arsenicosum* (R)
* crampes abdominales chez l'enfant (surtout lors des poussées dentaires) : *Calcium phosphoricum*, *Magnesium phosphoricum*, *Silicea*.

Crevasses (voir peau)

Croup• (voir aussi Toux)

* avec forte fièvre : *Kalium phosphoricum*, *Natrium chloratum*, *Magnesium phosphoricum*
* respiration nerveuse et rapide : *Magnesium phosphoricum*, *Calcium phosphoricum*
* faux croup : *Kalium phosphoricum*, *Kalium chloratum*, *Silicea*.

Croûtes de lait

* *Natrium phosphoricum*, *Calcium phosphoricum*, *Silicea* (comprimés et pommades)

Dartre•

* répartie sur tout le corps ou réapparaissant constamment par endroits ainsi qu'en cas de sycosis : *Calcium phosphoricum*, *Magnesium phosphoricum* (surtout la pommade), *Natrium phosphoricum*, *Silicea*, *Natrium chloratum* (comprimés et pommade), *Kalium arsenicosum* (R), *Kalium bromatum* (R).

Déchirures de l'anus, de la peau, gerçures, crevasses

* *Calcium fluoratum* et *Silicea* (pommades en complément)
* Démangeaisons à l'anus (voir aussi hémorroïdes) : *Calcium fluoratum* en alternance avec comprimés de *Ferrum phosphoricum* et pommade de *Magnesium phosphoricum*.

Déglutition difficile (voir aussi Refroidissement)

* en cas de refroidissement, d'inflammation : *Ferrum phosphoricum*, *Kalium chloratum*, *Silicea.*

Dégoût de la vie (voir aussi Dépressions)

* avec peur de l'avenir : *Calcium phosphoricum*
* état dépressif : *Kalium phosphoricum*, *Calcium phosphoricum*; *Natrium chloratum*, *Lithium chloratum* (R)
* découragement, manque d'allant : *Natrium sulfuricum*, *Lithium chloratum*
* crises de pleurs ou de rires : *Kalium phosphoricum*
* mal du pays, mélancolie : *Kalium phosphoricum*, *Natrium chloratum*
* insomnie par dépression : *Kalium phosphoricum*, *Zincum chloratum* (R)
* pensées négatives, angoissantes : *Kalium phosphoricum*, *Lithium chloratum* (R).

Démangeaisons

* à cause d'une hyperacidité : *Natrium phosphoricum*, *Silicea*
* accompagnant des affections cutanées : *Natrium phosphoricum*, *Kalium arsenicosum* (R)
* avec problèmes biliaires : *Natrium sulfuricum*
* avec peau sèche et desquamations : *Natrium chloratum*, *Calcium phosphoricum*, *Silicea*
(dans tous les cas, comprimés et pommades).

Dents

* tardives, trop lentes, se désintégrant vite (dentition chez les enfants) : *Calcium phosphoricum*
* émail des dents rugueux provoquant une désintégration rapide des dents ; dents déchaussées (enfants) : *Calcium fluoratum*, *Calcium phosphoricum*
* salivation excessive (enfants) : *Natrium chloratum*
* inflammation avec maux de dents, saignement après extraction : *Ferrum phosphoricum*, *Kalium chloratum*
* gencives saignantes avec mauvaise haleine : *Kalium phosphoricum*

* gencive enflée et douloureuse : *Silicea*, *Calcium phosphoricum*
* sensibilité des dents au chaud-froid ou au toucher : *Magnesium phosphoricum*
* grincement de dents pendant le sommeil : *Natrium phosphoricum*
* parodontose, dents déchaussées, qui bougent : *Calcium fluoratum*, *Calcium phosphoricum*, *Magnesium phosphoricum*
* douleur dentaire profonde • : *Silicea*
* dent purulente avec inflammation de la gencive : *Ferrum phosphoricum*, *Calcium sulfuricum*
* douleurs névralgiques à la mâchoire • : *Natrium chloratum*
* caries : *Calcium phosphoricum*, *Calcium fluoratum*
* maux de dents lancinants, crampoïdes • : *Magnesium phosphoricum* («sept d'enfer»)
* gonflement de la gencive ou des mâchoires : *Kalium chloratum*, *Ferrum phosphoricum*
* aggravation dans une pièce chaude : *Kalium sulfuricum*
* amélioration à l'air libre : *Kalium sulfuricum*
* ulcère à la racine de la dent : *Calcium sulfuricum*
* dépôt jaune sur la dent : *Kalium phosphoricum*.

Dépôts

* par excès d'acidité ou de protéines : *Calcium fluoratum*, *Calcium phosphoricum*, *Natrium phosphoricum*, *Silicea*.

Dépressions

* avec peur, tendance à pleurnicher, faiblesse de la mémoire, épuisement psychique : *Kalium phosphoricum*, *Lithium chloratum* (R)
* troubles du sommeil : *Kalium phosphoricum*, *Calcium phosphoricum*
* peur de l'avenir : *Calcium phosphoricum*
* découragement : *Natrium sulfuricum*
* enfants toujours de mauvaise humeur, facilement irascibles et dormant mal : *Kalium phosphoricum*.

Détoxication
* élimination d'impuretés, de toxines dues à une vaccination ou une anesthésie et d'autres substances toxiques : *Kalium chloratum*, *Natrium sulfuricum*, *Natrium phosphoricum*, *Calcium sulfuricum*, *Silicea*, *Natrium bicarbonicum* (R).

Diabète•
* *Magnesium phosphoricum*, *Natrium sulfuricum*, *Zincum chloratum* (R).

Diarrhée (voir Intestin)

Digestion (voir Estomac et Intestin)

Dilatation des vaisseaux
* par perte d'élasticité : *Calcium fluoratum*.

Disques intervertébraux (affections)
* traitement de longue durée pour reconstitution de la masse cartilagineuse et diminution de la douleur : *Calcium fluoratum*, *Calcium phosphoricum*, *Magnesium phosphoricum*, *Silicea*, *Natrium chloratum*, *Kalium phosphoricum* ; massages à la pommade de *Magnesium phosphoricum* ou de *Silicea*.

Dos
* déviation de la colonne vertébrale • : *Calcium fluoratum*, *Calcium phosphoricum*
* douleurs de la colonne vertébrale, des disques intervertébraux et de l'os iliaque : *Magnesium phosphoricum* («sept d'enfer»), *Kalium phosphoricum*
* traitement régénérant de longue durée : *Calcium fluoratum*, *Calcium phosphoricum*, *Kalium phosphoricum*, *Magnesium phosphoricum*, *Silicea*
* dos et nuque raides : *Ferrum phosphoricum*, *Magnesium phosphoricum* («sept d'enfer»)
* fibrosite, douleurs dues à des tensions dans les épaules et le dos : *Ferrum phosphoricum*, *Magnesium phosphoricum* («sept d'enfer»), *Kalium sulfuricum*

* douleurs névralgiques : *Ferrum phosphoricum*, *Magnesium phosphoricum* («sept d'enfer»), *Cuprum arsenicosum* (R)
* douleurs rhumatismales : *Kalium sulfuricum*, *Natrium phosphoricum*, *Silicea*, *Kalium jodatum* (R)
* claquage au sport ou après avoir soulevé un poids trop lourd : *Ferrum phosphoricum*, *Magnesium phosphoricum* («sept d'enfer»)
* douleurs avant et pendant les règles : *Ferrum phosphoricum*, *Calcium phosphoricum*, *Magnesium phosphoricum*

(dans toutes ces affections, il est possible d'utiliser à la fois les comprimés et les pommades : la combinaison de sels minéraux G convient presque dans tous les cas).

Douleurs (voir aussi Tête, Maux de tête)

* toutes douleurs crampoïdes telles que coliques, mal au ventre, crampes dans les membres, mal de tête lancinant, migraine, sciatique, douleurs aux disques intervertébraux, crises de rhumatisme ou de goutte, douleurs musculaires dues à un effort excessif : *Magnesium phosphoricum* («sept d'enfer» et pommade) et *Ferrum phosphoricum* (surtout en cas de douleurs provenant de blessures ou d'inflammations)
* démangeaisons dues à une irritation nerveuse ou à des engelures : *Kalium phosphoricum*
* douleurs dans les jambes, sentiment de lourdeur et de mauvaise irrigation, mal de dos : *Calcium fluoratum*
* douleurs profondes dans les os et les articulations, aggravation la nuit, sensation d'engourdissement, amélioration par le mouvement : *Calcium phosphoricum*
* douleurs avec enflures dans le visage, les mâchoires, amygdalite, accompagnées de sécrétions blanches et fibrineuses ; douleurs gastriques après consommation d'aliments gras : *Kalium chloratum*
* douleurs de brûlures : *Kalium chloratum* (premiers secours)
* douleurs d'estomac, avec sentiment de ventre trop plein, aggravation le soir ou dans une pièce chauffée ; la douleur arrive par ondes : *Kalium sulfuricum*, si inflammation, ajouter *Ferrum phosphoricum*

* douleurs accompagnant des sécrétions aqueuses (larmes, mucosités du nez, urine), pouls sensible dans tout le corps, démangeaisons avec affections cutanées, remplies d'un liquide aqueux : *Ferrum phosphoricum*
* maux de ventre dus à des troubles digestifs, accompagnés en général d'hyperacidité (des brûlures d'estomac, des renvois acides, des démangeaisons dans le nez et à l'anus sont généralement le signe d'un excès d'acidité) : *Natrium phosphoricum*
* douleurs dues à des troubles hépatiques, de la nausée, des maux de tête : *Natrium sulfuricum*
* douleurs provenant d'abcès, de processus purulents, de plaies anciennes qui durent : *Silicea*, *Calcium sulfuricum*

(les douleurs provenant de maladies chroniques doivent être traitées à l'aide des substances minérales indiquées pour la maladie correspondante).

Douleurs dans le bas-ventre (voir aussi Règles)
* crampoïdes• : *Magnesium phosphoricum*
* avec sécrétions purulentes et malodorantes : *Calcium sulfuricum*, *Kalium phosphoricum*

Douleurs de croissance
* *Calcium phosphoricum*, *Calcium fluoratum*

Douleurs fantôme
* *Calcium fluoratum*, *Magnesium phosphoricum* («sept d'enfer»), *Silicea* (comprimés et pommades)

Dysenterie (voir Intestin)

Ecchymoses (voir aussi Plaies)
* avec effusion de sang et enflure : *Calcium fluoratum*, *Kalium chloratum*, *Ferrum phosphoricum*, *Silicea* (comprimés et pommades ; voir aussi «Applications externes», page 105)
* plaies ouvertes : *Ferrum phosphoricum* (comprimés en interne et en externe).

Eczéma (voir Peau)

Embolie •

* en cas de varices et de stase veineuse : *Calcium fluoratum*, *Ferrum phosphoricum*, *Kalium chloratum*, *Kalium sulfuricum*
* en cas de troubles cardiaques : *Kalium phosphoricum.*

Embonpoint (voir Troubles alimentaires)

Enflures

* enflures fraîches dues à un accident, rouges : *Ferrum phosphoricum* (comprimés et pommade)
* avec saignement : *Calcium fluoratum*, *Silicea* (comprimés et pommades) ; si purulent, ajouter : *Calcium sulfuricum*, *Silicea*
* durcissement en cas d'enflure persistante : *Calcium fluoratum* (comprimés et pommade).

Enflures

* vésicules rouges, à contenu aqueux : *Natrium chloratum*
* avec pus : *Calcium sulfuricum*, *Silicea*
* brûlantes : *Calcium phosphoricum*
* sur tout le corps, d'origine allergique : *Natrium phosphoricum*, *Calcium phosphoricum*

(dans tous les cas, comprimés et pommades).

Engelures

* *Kalium phosphoricum*, *Kalium chloratum*, *Silicea* (comprimés et pommades).

Enrouement (voir aussi Refroidissement)

* cordes vocales chargées à cause d'un refroidissement : *Ferrum phosphoricum*, *Kalium chloratum*, *Kalium sulfuricum*
* avec envie de tousser : *Ferrum phosphoricum*, *Magnesium phosphoricum*
* après surmenage et fatigue nerveuse : *Ferrum phosphoricum*, *Kalium phosphoricum*
* chronique : *Kalium chloratum*, *Kalium sulfuricum.*

Envie de vomir (voir aussi Estomac)

* nausée : *Natrium chloratum*, *Natrium phosphoricum*

* pour des raisons nerveuses : *Natrium phosphoricum*, *Magnesium phosphoricum* («sept d'enfer»).

Épilepsie

* traitement permanent pour la prévention des crises: *Magnesium phosphoricum*, *Calcium phosphoricum*, *Kalium chloratum*, *Ferrum phosphoricum*
* en cas de forte tendance aux crampes : *Magnesium phosphoricum*

Un traitement de longue durée est possible à l'aide des dilutions supérieures des compléments biochimiques suivants : *Cuprum arsenicosum* (R), *Zincum chloratum* (R), *Kalium arsenicosum* (R)

Épuisement

* par surmenage nerveux : *Kalium phosphoricum*, *Magnesium phosphoricum*, *Kalium bromatum* (R)
* avec amaigrissement : *Kalium phosphoricum, Lithium chloratum (R), Calcium sulfuratum*
* en cas d'insomnie, de diabète, de règles crampoïdes : *Kalium phosphoricum*, *Zincum chloratum* (R).

Éruption de vésicules (voir aussi Herpès)

* herpes simplex à la bouche, rougeur inflammatoire : *Ferrum phosphoricum*, *Kalium chloratum*
* à maturité, purulent : *Natrium phosphoricum*, *Calcium sulfuricum*, *Silicea*
* sécrétions aqueuses : *Natrium chloratum*

(dans tous les cas, comprimés et pommade).

Éruptions (voir Peau)

Érythème dû à la station couchée (voir «traitements biochimiques pour les enfants», page 111)

Estomac (voir aussi les combinaisons de sels minéraux E et S)

* inflammation des muqueuses gastriques• (gastrite) avec douleurs, troubles de la digestion et visage chaud, rougi : *Ferrum phosphoricum*, *Magnesium phosphoricum*
* inflammation des muqueuses gastriques• avec dépôt jaune d'or sur la langue et douleurs : *Kalium sulfuricum*, *Cuprum arsenicosum* (R)
* inflammation chronique des muqueuses gastriques• : *Kalium chloratum*, *Kalium sulfuricum*
* ulcère de l'estomac• : *Kalium phosphoricum*, *Natrium chloratum*, *Natrium phosphoricum*, *Magnesium phosphoricum*, *Silicea*
* douleurs gastriques de type colique, rots fréquents : *Magnesium phosphoricum*
* troubles gastriques, dépôt gris blanc sur la langue, digestion mauvaise et nausées après repas gras : *Kalium chloratum*, *Ferrum phosphoricum*
* troubles gastriques avec rots acides : *Natrium phosphoricum*, *Calcium phosphoricum*
* troubles gastriques dus au stress et au surmenage nerveux : *Magnesium phosphoricum*, *Kalium phosphoricum*
* saignements de l'estomac• : *Ferrum phosphoricum*, *Calcium phosphoricum*, *Kalium phosphoricum*
* sensation de faim après le repas, état nerveux : *Kalium phosphoricum*
* besoin de nourriture salée : *Natrium chloratum*
* troubles après un repas gras : *Kalium chloratum*, *Natrium phosphoricum*
* sensation de ventre trop plein : *Kalium sulfuricum*, *Calcium phosphoricum*
* brûlures d'estomac : *Silicea*, *Natrium phosphoricum*, *Calcium phosphoricum*
* nausées, envie de vomir, sensation de constriction au cœur : *Kalium phosphoricum*, *Natrium phosphoricum*
* nausée le matin chez la femme enceinte : *Natrium phosphoricum*

* dilatation et descente de l'estomac : *Calcium fluoratum*, *Kalium phosphoricum*
* renvoi et vomissement de bile : *Natrium sulfuricum*
* goût amer dans la bouche : *Natrium sulfuricum*
* hyperacidité de l'estomac : *Natrium phosphoricum*, *Magnesium phosphoricum*
* trop peu d'acidité gastrique : *Natrium chloratum*
* salivation excessive : *Natrium chloratum.*

Éternuements (voir Nez)

Étourdissements• (voir aussi Vertige)
* avec troubles de la circulation : *Kalium sulfuricum*, *Kalium aluminium sulfuricum* (R)
* chez des personnes âgées, à cause d'une mauvaise irrigation du cerveau : *Calcium phosphoricum*
* vertige : *Kalium phosphoricum*, *Calcium phosphoricum*
* en se baissant : *Silicea*
* à cause de douleurs à la nuque : *Calcium phosphoricum*, *Silicea*
* par faiblesse et nervosité : *Kalium phosphoricum*, *Magnesium phosphoricum)*, *Natrium chloratum*
* avec transpiration abondante : *Silicea*, *Natrium chloratum.*

Évanouissement
* si fréquent•, pour l'amélioration de l'état général : *Kalium phosphoricum*, *Calcium phosphoricum*, *Kalium bromatum* (R)
* avec crampes : *Magnesium phosphoricum.*

Excitation
* états aigus : *Magnesium phosphoricum*, *Calcium phosphoricum.*

Exostose et excroissances cartilagineuses
* traitement de longue durée : *Calcium fluoratum*, *Calcium phosphoricum.*

Expectorations
* saignantes, purulentes, fétides• : *Silicea*, *Calcium sulfuricum*

* transparentes, vitreuses, aqueuses : *Natrium chloratum*
* pus jaune vert : *Natrium sulfuricum*, *Natrium phosphoricum*.

Faiblesse de la mémoire
* trous de mémoire : *Kalium phosphoricum*, *Calcium phosphoricum*, *Natrium chloratum*
* en cas d'artériosclérose : *Calcium fluoratum*
* difficultés de concentration : *Calcium phosphoricum*, *Silicea*.

Fatigue
* fatigue permanente, abattement : *Natrium chloratum*, *Natrium phosphoricum*
* à cause d'un sommeil non récupérateur ou insuffisant : *Kalium phosphoricum*
* à cause d'une mauvaise digestion : *Natrium sulfuricum*, *Natrium phosphoricum*.

Fausse couche
* traitement après la naissance pour un rétablissement rapide des organes du bas-ventre : *Calcium fluoratum*, *Calcium phosphoricum*
* pour la régénération du sang et du système nerveux : *Ferrum phosphoricum*, *Kalium phosphoricum*, *Magnesium phosphoricum*, *Natrium chloratum*
* pour la prévention des fausses couches : *Calcium fluoratum*, *Calcium phosphoricum*, *Kalium phosphoricum*, *Silicea*.

Faux croup (voir Croup)

Fièvre
* jusqu'à 38,5° C : *Ferrum phosphoricum*
* au-delà de 38,5° C • : *Kalium phosphoricum*, *Kalium chloratum*
* crampes fiévreuses • : *Ferrum phosphoricum*, *Kalium phosphoricum*, *Calcium phosphoricum*
* frissonnements au début d'un refroidissement accompagné de fièvre : *Ferrum phosphoricum*
* frissons dans le dos, salive aqueuse, maux de tête importants et température : *Natrium chloratum*

* sueur froide sur le visage et le corps : *Calcium phosphoricum*
* sueur d'odeur acide : *Natrium phosphoricum*
* frissons nerveux avec claquements des dents : *Magnesium phosphoricum*, *Kalium phosphoricum*
* frissons et tremblements : *Ferrum phosphoricum*, *Calcium phosphoricum*, *Natrium chloratum*
* insomnie : *Kalium phosphoricum*
* dépôt brun verdâtre sur la langue : *Natrium sulfuricum*
* dépôt visqueux gris blanc sur la langue : *Kalium chloratum*
* accompagnant des troubles gastriques et intestinaux : *Natrium sulfuricum*, *Natrium phosphoricum.*

Cloques fiévreuses

* Herpes simplex et autres vésicules : *Ferrum phosphoricum*, *Kalium chloratum.*

Fistules

* *Kalium chloratum*, *Natrium chloratum*, *Calcium sulfuricum*, *Silicea* (comprimés et pommades).

Foie

* abcès• : *Calcium sulfuricum*, *Silicea*
* inflammation : *Ferrum phosphoricum*
* inflammation avec forte fièvre : *Ferrum phosphoricum*, *Kalium phosphoricum*, *Natrium sulfuricum*
* détoxication et drainage : *Natrium sulfuricum*
* cirrhose : *Natrium sulfuricum*, *Calcium sulfuricum*, *Kalium sulfuricum*
* hypertrophie : *Kalium chloratum*, *Kalium sulfuricum*, *Natrium sulfuricum*
* renforcement du foie en cas de faiblesse générale et de troubles : *Natrium sulfuricum*, *Kalium sulfuricum*, *Magnesium phosphoricum*
* durcissement du foie : *Calcium fluoratum*, *Magnesium phosphoricum*
* descente du foie : *Calcium fluoratum*

(voir aussi la combinaison de sels minéraux S).

Fontanelle
* se referme trop lentement : *Calcium fluoratum*, *Calcium phosphoricum*.

Frissons (voir Fièvre)

Furoncle
* au premier stade inflammatoire, avec rougeur : *Ferrum phosphoricum*
* pour accélérer la formation de pus et l'ouverture du furoncle : *Calcium sulfuricum*
* pour la régénération des tissus après vidage du furoncle : *Silicea* (comprimés et pommade)
* quand le foyer inflammatoire et les bordures des plaies sont durs : *Calcium fluoratum*, *Calcium sulfuricum*, *Silicea* (comprimés et pommades).

Ganglions lymphatiques
* gonflement : *Calcium phosphoricum*, *Kalium chloratum*, *Arsenum jodatum* (R)
* gonflement accompagné de fièvre : *Ferrum phosphoricum*, *Calcium phosphoricum*, *Kalium phosphoricum*, *Arsenum jodatum* (R)
* durcissement : *Calcium fluoratum*, *Silicea*
* inflammation : *Ferrum phosphoricum*, *Kalium chloratum*, *Kalium sulfuricum*, *Magnesium phosphoricum*
* purulence : *Calcium sulfuricum*, *Silicea* (comprimés et pommades).

Gastrite (voir Estomac)

Gel
* engelures : *Kalium phosphoricum*, *Kalium chloratum* (comprimés et pommades)
* plaies gangrenées aux mains et aux pieds : *Kalium phosphoricum*, *Kalium sulfuricum*, *Calcium sulfuricum*, *Silicea*.

Glaires (voir Sécrétions)

Glandes lacrymales (voir aussi Yeux)

* larmes trop fréquentes : *Magnesium phosphoricum*, *Kalium phosphoricum*
* écoulement de larmes en cas de froid ou de courants d'air : *Natrium chloratum*
* inflammation du canal lacrymal : *Ferrum phosphoricum*, *Calcium sulfuricum*, *Silicea*
* canal lacrymal obstrué : *Natrium chloratum*, *Kalium chloratum.*

Glandes sébacées (voir aussi Peau)

* Formation d'un excès de sébum, de comédons : *Natrium phosphoricum*
* en cas d'inflammation et de boutons : *Ferrum phosphoricum*, *Silicea* (comprimés et pommades)
* pores élargis avec peau trop grasse : *Silicea*, *Calcium fluoratum*, *Arsenum jodatum* (R).

Glandes

* gonflement : *Kalium chloratum*
* tumeur molle : *Kalium chloratum*
* durcissements : *Calcium fluoratum*
* inflammation : *Ferrum phosphoricum*; *Kalium chloratum.*

Goitre •

* avec état nerveux : *Magnesium phosphoricum* («sept d'enfer»), *Kalium jodatum* (R), *Kalium bromatum* (R)
* dur, noduleux : *Calcium fluoratum* (comprimés et pommade).

Gorge

* brûlures ou sensation rêche : *Calcium phosphoricum*
* sèche, rougie, enflammée : *Ferrum phosphoricum*
* inflammation des muqueuses avec excrétions aqueuses : *Ferrum phosphoricum*
* hypertrophie et durcissement chroniques des amygdales *Calcium phosphoricum*, *Calcium fluoratum*
* amygdalite : *Ferrum phosphoricum*, *Natrium phosphoricum*, *Kalium sulfuricum* ; si purulence : *Silicea*

* inflammation des amygdales et du pharynx avec douleurs et dépôt crémeux jaunâtre : *Natrium phosphoricum*
* amygdales recouvertes de taches gris blanc : *Kalium chloratum*
* douloureuse et rêche chez les chanteurs et les orateurs : *Ferrum phosphoricum*
* cordes vocales sèches ou sécrétion excessive de salive : *Natrium chloratum*
* sensation de gorge nouée : *Magnesium phosphoricum*
* ganglions douloureux : *Calcium phosphoricum*
* perte de la voix due à une inflammation : *Kalium chloratum*
* perte de la voix par surmenage (crier) : *Ferrum phosphoricum*
* douleurs en avalant : *Ferrum phosphoricum*, *Silicea*
* toux spasmodique et paralysie des cordes vocales : *Magnesium phosphoricum*
* sèche avec soif : *Calcium phosphoricum*, *Natrium chloratum*
* fermeture spasmodique de la trachée-artère : *Magnesium phosphoricum*,
* excrétions purulentes : *Silicea.*

Goût

* goût amer dans la bouche : *Natrium sulfuricum*
* goût acide dans la bouche : *Natrium phosphoricum*
* perte du goût : *Natrium chloratum*
* mauvais goût dans la bouche et mauvaise haleine : *Natrium sulfuricum*, *Kalium phosphoricum*, *Calcium phosphoricum.*

Goutte

* par acide urique : *Natrium phosphoricum*, *Natrium bicarbonicum* (R)
* crise avec fièvre : *Ferrum phosphoricum*, *Kalium chloratum*
* chronique, sensible au temps : *Natrium phosphoricum*, *Lithium chloratum* (R)
* aggravation le soir : *Kalium sulfuricum*
* tophus : *Silicea*, *Calcium fluoratum*, *Manganum sulfuricum* (R)

Grippe et infection grippale (voir aussi refroidissement et fièvre)

* au commencement : *Ferrum phosphoricum*, *Natrium sulfuricum*
* au deuxième stade et avec de la fièvre : *Ferrum phosphoricum*, *Kalium phosphoricum*, *Kalium chloratum*
* en cas d'excrétions purulentes et pour guérir complètement : *Silicea*, *Calcium sulfuricum.*

Grossesse

* vomissements matinaux, nausées, brûlures d'estomac : *Natrium phosphoricum*, *Calcium phosphoricum*
* vergetures (prévention) : *Calcium fluoratum* (comprimés et pommade), *Calcium phosphoricum*, *Silicea.*

Hématome (voir Sang, Tension artérielle)

Hémorroïdes (voir aussi la combinaison de sels minéraux G)

* inflammations et saignements : *Ferrum phosphoricum*
* en cas d'anémie : *Calcium phosphoricum*, *Calcium fluoratum*
* pour le renforcement des veines et de la musculature : *Calcium fluoratum*
* brûlantes : *Natrium chloratum, Calcium fluoratum*
* avec démangeaisons, battements : *Magnesium phosphoricum*, *Silicea*
* noduleuses, inflammatoires : *Kalium sulfuricum*, *Calcium fluoratum* (dans tous les cas, il est possible de prendre comprimés et pommades).

Hernie inguinale

* prévention : *Calcium fluoratum*, *Calcium phosphoricum*, *Silicea* (comprimés et pommades).

Hernie ombilicale•

* *Calcium fluoratum*, *Ferrum phosphoricum*, *Silicea.*

Herpès (voir aussi Eruption de vésicules)
* Herpes simplex à la bouche, rougeur inflammatoire : *Ferrum phosphoricum*, *Kalium chloratum*
* Herpes zoster : voir Zona

Hoquet
* *Magnesium phosphoricum* («sept d'enfer»).

Hyperacidité (voir Acidose)

Hypertonie et Hypotonie (voir Sang, Tension artérielle)

Hystérie
* traitement de longue durée : *Magnesium phosphoricum*, *Kalium phosphoricum*, *Natrium phosphoricum*, *Silicea*.

Incontinence (voir Vessie)

Incontinence
* chez les enfants, liée à de l'atonie ou à une inflammation de la vessie : *Ferrum phosphoricum*
* chez les enfants nerveux, très actifs : *Kalium phosphoricum*, *Ferrum phosphoricum*, *Natrium chloratum*
* chez les enfants, due à la présence de vers et d'hyperacidité : *Natrium phosphoricum*
* chez les personnes âgées, atonie du sphincter : *Calcium fluoratum*, *Calcium phosphoricum*
* après refroidissement ou avec toux : *Ferrum phosphoricum*, *Natrium sulfuricum*
* faiblesse de la vessie, nervosité : *Kalium phosphoricum*, *Natrium chloratum*.

Inflammation du bord libre des paupières (voir aussi Yeux)
* rougeur inflammatoire : *Ferrum phosphoricum* (comprimés et pommade)
* collées par des sécrétions : *Natrium phosphoricum*, *Kalium sulfuricum*

* sécrétions purulentes, concrétions : *Silicea* (comprimés et pommade).

Inflammation

* au stade initial : *Ferrum phosphoricum*
* avancée : *Kalium chloratum*, *Kalium sulfuricum*, *Silicea*
* chronique : *Ferrum phosphoricum*, *Kalium chloratum*, *Calcium sulfuricum*, *Silicea*.

Insensibilité (sensation d')

* *Ferrum phosphoricum*, *Calcium phosphoricum*, *Silicea*.

Insolation

* *Natrium chloratum*, *Kalium phosphoricum*
* avec fièvre : *Ferrum phosphoricum*.

Intestin

* ulcères• : *Calcium sulfuricum*, *Natrium phosphoricum*, *Silicea*
* fistule rectale : *Silicea*, *Natrium phosphoricum*
* coliques et douleurs gastriques crampoïdes : *Magnesium phosphoricum* («sept d'enfer»)
* paresse intestinale : *Ferrum phosphoricum*, *Kalium chloratum*, *Natrium chloratum*, *Magnesium phosphoricum*
* intestin distendu et atonie du sphincter : *Calcium fluoratum*, *Silicea*, *Ferrum phosphoricum*
* déchirures et fissures anales : *Calcium fluoratum, Silicea*
* dysenterie• :
  - au premier stade, fièvre nulle ou inférieure à 38,5° *Ferrum phosphoricum, Kalium chloratum*, *Natrium chloratum*
  - stade ultérieur, avec fièvre supérieure à 38,5° : *Kalium phosphoricum*, *Natrium chloratum*
  - avec douleurs abdominales crampoïdes, nausée et faiblesse : *Magnesium phosphoricum*, *Kalium phosphoricum*, *Natrium chloratum*
  - selles saignantes, purulentes et très fréquentes : *Calcium sulfuricum*, *Ferrum phosphoricum*, *Calcium phosphoricum*

* mycose intestinale (candida albicans, etc.), pour améliorer la flore intestinale en cas d'hyperacidité : *Natrium phosphoricum*, *Natrium chloratum*, *Natrium sulfuricum*
* diarrhées :
– claires, visqueuses, saignantes • : *Ferrum phosphoricum*, *Kalium chloratum*
– fétides, douleurs crampoïdes, besoin d'aller à la selle sans succès : *Kalium phosphoricum*, *Cuprum arsenicosum* (R)
– aqueuses, visqueuses, douleurs crampoïdes qui s'améliorent à la chaleur *Magnesium phosphoricum*, *Natrium chloratum*, *Kalium arsenicosum* (R)
– blessantes, aqueuses et visqueuses, alternant avec constipation : *Natrium chloratum*, *Natrium sulfuricum*
– à odeur acide, surtout chez les nourrissons et les petits enfants, accompagnées d'un dépôt jaune sur la langue : *Natrium phosphoricum*
– chroniques, apparaissant surtout le matin : *Natrium sulfuricum*
– saignantes •, purulentes •, visqueuses • : *Natrium chloratum*, *Natrium phosphoricum*, *Silicea*, *Calcium sulfuricum*
– d'aspect verdâtre : *Natrium sulfuricum*
– selles verdâtres, bilieuses, ou vomissements de bile : *Natrium sulfuricum*
– après un repas gras : *Kalium chloratum*
– accompagnant les poussées dentaires des enfants, avec crampes abdominales : *Calcium phosphoricum*
– (en cas de troubles récurrents de l'estomac et de l'intestin, voir aussi la combinaison de sels minéraux E).

Intoxications •

* par l'alcool : *Kalium chloratum*, *Natrium chloratum*, *Natrium sulfuricum*
* par vaccination, médicaments, anesthésie : *Kalium chloratum*, *Natrium bicarbonicum* (R), *Natrium sulfuricum*
* par morsures de serpents ou de tiques • : *Kalium phosphoricum*, *Kalium chloratum*, *Kalium sulfuricum*, *Natrium sulfuricum*
* par de la viande ou du poisson • ; *Kalium phosphoricum*, *Magnesium phosphoricum*, *Natrium chloratum*, *Natrium sulfuricum*

* par la nicotine et la fumée : *Natrium sulfuricum, Kalium phosphoricum, Magnesium phosphoricum.*

Irritabilité (voir Nerfs)

Irritation (voir aussi Nerfs)
* par surmenage nerveux et difficultés à l'endormissement : *Kalium phosphoricum, Magnesium phosphoricum.*

Jambes
* plaie ouverte, purulente (voir aussi ulcères à la jambe) : *Kalium chloratum, Natrium phosphoricum, Natrium sulfuricum, Silicea, Calcium sulfuricum*
* faibles : *Ferrum phosphoricum, Kalium phosphoricum*
* lourdes, enflées : *Kalium sulfuricum, Kalium chloratum*
* rétention d'eau • : *Natrium chloratum, Natrium sulfuricum*
* agitation et tressaillements pendant le sommeil : *Magnesium phosphoricum, Natrium sulfuricum*
* crampes : *Magnesium phosphoricum, Calcium fluoratum.*

Jaunisse (voir aussi Bile)
* chez le nouveau-né : *Calcium sulfuricum, Natrium sulfuricum* ; avec fièvre supérieure à 38,5° C : *Kalium phosphoricum, Ferrum phosphoricum.*

Kystes•
* kystes dans le bas du ventre, kyste dentaire : *Calcium phosphoricum, Calcium sulfuricum, Kalium jodatum* (R), *Arsenum jodatum* (R)
* avec en outre une inflammation : *Ferrum phosphoricum.*

Langue
* cloques sur la pointe de la langue : *Natrium chloratum, Calcium phosphoricum*
* gonflement chronique : *Calcium fluoratum*
* propre et rouge : *Ferrum phosphoricum*
* dépôt clair, glaireux et aqueux : *Natrium chloratum*
* sale, gris verdâtre, goût amer : *Natrium sulfuricum*

* dépôt jaune d'or, à l'arrière : *Natrium phosphoricum*
* dépôt gris blanc : *Kalium chloratum*
* dépôt semblable à de la moutarde brunâtre, haleine nauséabonde : *Kalium phosphoricum*
* dépôt jaune et pâteux : *Kalium sulfuricum*
* dépôt rouge foncé et enflammé : *Ferrum phosphoricum*
* dépôt sec le matin : *Kalium phosphoricum*
* impression d'insensibilité : *Calcium phosphoricum*
* ulcères : *Silicea.*

Laryngite (voire Enrouement)

Leucémie•
* en soutien à d'autres traitements : *Calcium phosphoricum*, *Ferrum phosphoricum*, *Kalium chloratum*, *Natrium phosphoricum*, *Natrium sulfuricum.*

Leucorrhée
* *Kalium chloratum.*

Lèvres
* vésicules de fièvre, Herpes simplex : *Ferrum phosphoricum*, *Kalium chloratum*
* rugueuses, gercées, sèches : *Natrium chloratum*, *Calcium fluoratum*, *Silicea* (comprimés et pommades).

Ligaments
* perte d'élasticité, ramollissement (descente de l'utérus et de la vessie) : *Calcium fluoratum*, *Calcium phosphoricum*, *Silicea* (voir aussi la combinaison de sels minéraux G).

Lipome* (voir aussi tumeurs)
* *Natrium phosphoricum*, *Natrium sulfuricum*, *Calcium sulfuricum.*

Lumbago
* première apparition : *Ferrum phosphoricum*
* avec fortes douleurs : *Magnesium phosphoricum* («sept d'enfer»)

* douleurs si mouvement : *Ferrum phosphoricum*
* apparitions répétées chez personnes âgées : *Calcium phosphoricum*, *Magnesium phosphoricum* («sept d'enfer»).

Mains

* toujours froides : *Natrium chloratum*, *Silicea*
* bleuissantes en cas de froid : *Silicea*
* gercées, rêches : *Calcium fluoratum*, *Silicea*
* humides, froides, moites : *Natrium chloratum*, *Silicea*
* douleurs dans les doigts et les articulations des pouces : *Calcium fluoratum*, *Magnesium phosphoricum*
* raides, sans élasticité, faibles : *Calcium fluoratum*, *Silicea*
* articulations enflées : *Kalium chloratum*
* fourmillements, engourdissement : *Calcium phosphoricum*

(dans tous les cas, il est possible de prendre comprimés et pommades).

Mal de mer (voir Mal des voyages)

Maladies infectieuses (voir aussi Refroidissement, Intestin)

* avec fièvre : *Ferrum phosphoricum*, *Kalium chloratum*, *Kalium sulfuricum*
* dans la région de l'intestin et de l'estomac : *Kalium chloratum*, *Natrium phosphoricum*, *Natrium sulfuricum*, *Magnesium phosphoricum*.

Malaria•

* *Natrium sulfuricum* est le sel minéral le plus important pour toutes les formes de malaria. Il devrait être pris constamment pour réduire les crises et améliorer l'état général.
* si selles bilieuses, dépôt gris vert sale sur la langue, vomissements amers : *Natrium sulfuricum*
* si fièvre et vomissement d'aliments non digérés : *Ferrum phosphoricum*
* si état anémique après une crise : *Calcium phosphoricum*.

Manque d'énergie
* *Ferrum phosphoricum, Kalium phosphoricum, Calcium phosphoricum.*

Manque d'enthousiasme
* pour l'activité corporelle : *Natrium phosphoricum, Ferrum phosphoricum, Calcium phosphoricum*
* pour l'activité spirituelle : *Kalium phosphoricum, Ferrum phosphoricum*
* absence de désir sexuel : *Ferrum phosphoricum, Calcium phosphoricum.*

Manque de concentration
* *Calcium fluoratum, Ferrum phosphoricum, Kalium phosphoricum, Kalium jodatum* (R)
* pour cause de nervosité : *Zincum chloratum* (R), *Magnesium phosphoricum.*

Membres
* douleurs si mouvement ou changement de temps : *Kalium phosphoricum, Magnesium phosphoricum*
* engourdissement, picotements, perte de sensibilité : *Calcium phosphoricum, Magnesium phosphoricum*
* lourds : *Natrium phosphoricum, Kalium sulfuricum*
* rétention d'eau • : *Natrium chloratum*
* tremblements, tressaillements : *Silicea, Magnesium phosphoricum, Kalium phosphoricum.*

Ménopause
* troubles du sommeil : *Kalium phosphoricum, Magnesium phosphoricum*
* bouffées de chaleur : *Ferrum phosphoricum, Magnesium phosphoricum, Natrium chloratum*
* dépressions, crises de larmes : *Kalium phosphoricum, Calcium phosphoricum, Natrium chloratum, Lithium chloratum* (R)
* saignements • :*Ferrum phosphoricum, Calcium phosphoricum*
* pertes blanches : *Kalium chloratum.*

Migraine (voir aussi Tête, Maux de tête)

* pour un traitement de longue durée : *Ferrum phosphoricum*, *Kalium sulfuricum*, *Calcium sulfuricum*, *Silicea*
* maux de tête sourds et lourds, avec somnolence, mais le sommeil ne rafraîchit pas : *Natrium chloratum*, *Ferrum phosphoricum*
* maux de tête forts avec nausée, envie de vomir et goût amer : *Natrium sulfuricum*, *Natrium phosphoricum*, *Zincum chloratum* (R)
* en cas de troubles de la circulation et de forte nervosité : *Kalium phosphoricum*, *Ferrum phosphoricum*, *Magnesium phosphoricum.*

Muguet (voir «Traitement biochimique pour les enfants», page 111)

Muscles

* durcissement des muscles : *Calcium fluoratum*, *Natrium chloratum*
* crampes musculaires : *Magnesium phosphoricum*, *Calcium phosphoricum*
* déchirure musculaire • : *Calcium fluoratum*, *Calcium phosphoricum*, *Ferrum phosphoricum*
* myosite • : (inflammation musculaire) : *Ferrum phosphoricum*, *Calcium phosphoricum*
* relâchement musculaire : *Calcium fluoratum*, *Ferrum phosphoricum*
* faiblesse musculaire : *Ferrum phosphoricum*, *Kalium phosphoricum*, *Kalium sulfuricum*, *Natrium chloratum*
* atrophie musculaire • : *Calcium phosphoricum*, *Kalium phosphoricum*, *Silicea*
* étirement excessif de muscles • : *Calcium fluoratum*, *Silicea*
* courbatures : *Magnesium phosphoricum*, *Kalium phosphoricum*
* rhumatisme musculaire : *Ferrum phosphoricum*, *Kalium chloratum* ; en cas de douleurs lancinantes, mobiles, *Magnesium phosphoricum* («sept d'enfer») ; en cas de douleurs avec fourmillements, sensations de froid et d'engourdissement, surtout la nuit et au repos : *Calcium phosphoricum*

(pour tous les troubles musculaires, il est possible d'utiliser à la fois les comprimés et les pommades ; voir aussi «Applications externes», page 105).

Myome•

* *Calcium fluoratum*, *Kalium chloratum.*

Myopie (voir aussi Yeux)

* *Calcium fluoratum*, *Calcium carbonicum* (R), *Silicea.*

Nausée (voir aussi Estomac)

* à cause d'une nourriture trop grasse : *Ferrum phosphoricum*, *Natrium phosphoricum*
* en cas de migraine : voir la combinaison de sels minéraux F
* le matin, chez les enfants (peur de l'école) : *Kalium phosphoricum.*

Nerfs

* constamment surexcités : *Magnesium phosphoricum*, *Kalium phosphoricum*, *Silicea*, *Zincum chloratum* (R)
* pour apaiser et fortifier : *Kalium phosphoricum*, *Magnesium phosphoricum*, *Calcium phosphoricum*
* fatigue nerveuse : *Kalium phosphoricum*, *Calcium phosphoricum*
* inflammation des nerfs : au premier stade, même si fièvre : *Ferrum phosphoricum* ; dans un stade persistant : *Kalium phosphoricum*, *Magnesium phosphoricum*, *Silicea*
* névralgies avec fièvre : *Ferrum phosphoricum*, *Kalium phosphoricum*
* névralgies dans le visage (nerf trijumeau) : *Magnesium phosphoricum*, *Kalium phosphoricum* (dans tous les cas, utiliser comprimés et pommades)
* paralysie : *Kalium phosphoricum*, *Magnesium phosphoricum*
* agitation dans les mains et les pieds pendant le sommeil : *Natrium sulfuricum*
* mouvement incontrôlé des mains : *Magnesium phosphoricum*
* hystérie : *Kalium phosphoricum*, *Natrium chloratum*, *Kalium bromatum* (R)

* humeur pleurnicheuse, larme facile : *Kalium phosphoricum*
* forte nervosité due au stress : *Kalium phosphoricum*, *Calcium phosphoricum*, *Zincum chloratum* (R)
* tremblements, tressaillements nerveux : *Magnesium phosphoricum*, *Kalium phosphoricum*
* peurs nerveuses, faiblesse nerveuse, hypersensibilité : *Kalium phosphoricum*, *Calcium phosphoricum*, *Silicea*
(voir aussi les combinaisons de sels minéraux A, B et F).

Nez
* saignements : *Ferrum phosphoricum*, *Silicea*
* saignements avec un sang fluide et noirâtre : *Kalium phosphoricum*, *Natrium chloratum*
* saignements avec sang aqueux et clair, accompagnant une anémie : *Natrium chloratum*, *Silicea*, *Calcium phosphoricum*
* saignements pendant les règles : *Natrium sulfuricum*
* saignements dans la vieillesse : *Calcium fluoratum*, *Silicea*
* démangeaisons avec pointe du nez rougie : *Silicea*
* démangeaisons en cas d'hyperacidité ou de vers : *Natrium phosphoricum*
* catarrhe nasal, chronique ou aigu, avec sécrétions jaunes vertes : *Ferrum phosphoricum*, *Kalium sulfuricum*
* catarrhe nasal avec sécrétions blanches, épaisses, toux et besoin constant de cracher et de se racler la gorge : *Calcium phosphoricum*, *Manganum sulfuricum* (R)
* catarrhe nasal sec, nez bouché : *Kalium chloratum*
* sécrétions liquides, éternuements fréquents : *Natrium chloratum*
* sécrétions grumeleuses et vertes : *Calcium fluoratum*, *Silicea*
* rhume des foins, éternuements fréquents (aussi d'origine allergique) : *Natrium chloratum, Calcium phosphoricum, Silicea, Arsenum jodatum (R)*
* rougeur inflammatoire, permanente ou sporadique, généralement en *cas* d'excitation, «nez d'ivrogne» : *Natrium sulfuricum*
* perte de l'odorat par refroidissement : *Natrium chloratum*
* perte ou modification de l'odorat, non dues à un refroidissement : *Magnesium phosphoricum*

* rhume chronique, qui ne disparaît jamais vraiment : *Calcium phosphoricum*, *Natrium chloratum*, *Silicea*
* brûlures et démangeaisons dans le nez : *Natrium sulfuricum*
* croûtes dans le nez : *Natrium phosphoricum*, *Natrium chloratum*
* polypes, gonflement : *Calcium phosphoricum*, *Kalium chloratum*
* polypes durcis, fendus : *Calcium fluoratum*.

Névralgies
* douleurs dues à des courants d'air, à un refroidissement, à de la fièvre, à une blessure : *Ferrum phosphoricum*, *Magnesium phosphoricum*
* douleurs des personnes névrotiques, nerveuses, souffrant de dépression, d'insomnie et d'irritation : *Kalium phosphoricum*, *Cuprum arsenicosum* (R), *Magnesium phosphoricum*
* pour une amélioration générale de l'état : *Calcium phosphoricum*

(voir aussi la combinaison de sels minéraux A).

Névrodermite•
* *Natrium phosphoricum*, *Kalium chloratum*, *Kalium sulfuricum*, *Silicea* (comprimés et pommade), *Arsenum jodatum* (R)
* en cas de fortes démangeaisons : *Magnesium phosphoricum* («sept d'enfer»), *Calcium phosphoricum* (comprimés et pommades).

Nourrissons (voir aussi «Traitements biochimiques pour les enfants», page 111)
* crampes abdominales de type coliques : *Magnesium phosphoricum*
* diarrhée : les formes les plus fréquentes, provenant d'une mauvaise digestion ou d'une incompatibilité des aliments doivent être traitées à l'aide des remèdes suivants : *Ferrum phosphoricum*, *Calcium phosphoricum*, *Natrium phosphoricum*
* diarrhée verdâtre, d'odeur acide, fréquentes pendant la dentition, mais aussi en cas de vers : *Natrium phosphoricum*

* vomissements aussitôt après la prise de nourriture : *Natrium phosphoricum*
* traitement avant et après vaccin : *Kalium chloratum*, *Natrium sulfuricum*, *Silicea*
* écorchures de la peau avec fortes rougeurs, à force d'être couché : *Natrium phosphoricum*, *Ferrum phosphoricum* ; si purulence, ajouter : *Kalium phosphoricum*, *Silicea* (comprimés et pommades)
* édification et renforcement de tout le corps (système estomac-intestin, os, dents, sang, système nerveux) : *Calcium phosphoricum*
* vomissements après les repas : *Natrium phosphoricum*, *Kalium chloratum.*

Nuque
* douleurs à la nuque due à des tensions et au stress : *Magnesium phosphoricum*, *Calcium fluoratum*, *Calcium phosphoricum*
* douleurs (névralgiques) aux ligaments et aux cordons nerveux : *Magnesium phosphoricum*, *Kalium phosphoricum*
* douleurs dues à une inflammation, à de la fièvre ou à des courants d'air : *Ferrum phosphoricum*, *Magnesium phosphoricum*, *Calcium phosphoricum.*

Obésité (voir Troubles alimentaires)

Œdème
* accumulation d'eau dans les tissus • : *Natrium chloratum*, *Kalium chloratum*, *Natrium sulfuricum.*

Ongles des orteils (voir Ongles)

Ongles
* cassants, fendus ou déformés : *Calcium fluoratum*, *Silicea*
* incarnés : *Kalium chloratum*

(dans tous les cas, utiliser comprimés et pommades).

Ongles

* cassants, trop durs, déformés : *Calcium fluoratum*, *Calcium phosphoricum*, *Silicea*
* trop fins et mous : *Calcium phosphoricum*, *Silicea*.

Oreilles

* le remède le plus important en cas d'affections de l'oreille chez l'enfant est : *Kalium sulfuricum*
* otite de l'oreille moyenne•, en cas de refroidissement, de rhume, de douleurs : *Ferrum phosphoricum*, *Kalium phosphoricum*
* otite chronique de l'oreille moyenne•, avec douleurs : *Magnesium phosphoricum*, *Kalium sulfuricum*, *Silicea* ; avec sécrétions purulentes : ajouter *Calcium sulfuricum*
* bruits d'oreille• désagréables : *Silicea*, *Natrium chloratum*
* bruits d'oreille• chez les personnes âgées : *Kalium phosphoricum*
* bruits d'oreille comme de l'eau qui coule : *Ferrum phosphoricum*
* bruits d'oreille (craquements), en se mouchant le nez et en avalant : *Kalium chloratum*, *Silicea*
* pression dans les oreilles, comme si elles étaient bouchées : *Natrium sulfuricum*, *Silicea*
* bourdonnement d'oreille : *Kalium jodatum* (R), *Kalium phosphoricum*
* chute de l'acuité auditive (tinnitus) : *Kalium phosphoricum*, *Magnesium phosphoricum*, *Kalium jodatum* (R)
* douleurs inflammatoires : *Ferrum phosphoricum*, *Magnesium phosphoricum* («sept d'enfer»)
* douleurs fulgurantes : *Natrium sulfuricum*, *Magnesium phosphoricum*
* douleurs avec gonflement de la trompe d'Eustache, des ganglions ou des amygdales : *Kalium chloratum*, *Magnesium phosphoricum*
* gonflement de la parotide, avec douleur lancinante : *Silicea*
* abcès, furoncle du conduit auditif, forte inflammation : *Ferrum phosphoricum* ; à un stade plus avancé, avec formation de pus : *Calcium sulfuricum* ; *Silicea*
* troubles auditifs, nervosité : *Kalium phosphoricum*

* troubles auditifs, avec sécrétions jaunes et épaisses : *Calcium sulfuricum*
* surdité, traitement de longue durée : *Calcium fluoratum*, *Kalium chloratum*, *Natrium chloratum*, *Silicea*
* sécrétions mêlées de sang, d'odeur fétide, purulentes ; *Kalium phosphoricum*, *Calcium sulfuricum*
* sécrétions, chez les enfants dont les os autour de l'oreille sont douloureux, parfois avec enflures : *Calcium phosphoricum*
* oreilles enflées, brûlantes, qui démangent : *Calcium phosphoricum.*

Oreillons• (voir aussi «Traitements biochimiques pour les enfants», page 111)
* au premier stade, avec fièvre : *Ferrum phosphoricum*, *Kalium chloratum*
* si gonflement des ganglions et difficulté à avaler : *Kalium chloratum* ; si avec sécrétions purulentes en provenance du pharynx, ajouter : *Calcium sulfuricum*, *Silicea*
* si durcissement des ganglions : *Calcium fluoratum*, *Silicea*
* traitement de convalescence et pour la régénération des forces : *Calcium phosphoricum*, *Silicea.*

Orgelet
* enflammé : *Ferrum phosphoricum*, *Kalium chloratum*
* pour une maturation et une guérison rapides : *Calcium sulfuricum*, *Silicea.*

Os
* construction, aussi chez l'enfant : *Calcium fluoratum*, *Calcium phosphoricum*, *Magnesium phosphoricum*
* excroissance, exostose : *Calcium fluoratum*, *Silicea*
* faibles, cassants : *Calcium fluoratum*, *Calcium phosphoricum*, *Magnesium phosphoricum*
* purulence : *Calcium fluoratum*, *Calcium phosphoricum*, *Calcium sulfuricum*, *Kalium chloratum*, *Natrium chloratum*, *Silicea*
* ramollissement (rachitisme) : *Calcium fluoratum*, *Calcium phosphoricum*, *Natrium chloratum*

* fractures : *Calcium fluoratum*, *Calcium phosphoricum*, *Ferrum phosphoricum*, *Silicea*
* troubles sur d'anciennes fractures : *Calcium fluoratum*, *Magnesium phosphoricum*, *Silicea* (comprimés et pommades)
* inflammation de la moelle et du périoste : *Ferrum phosphoricum*, *Kalium phosphoricum*, *Kalium chloratum*, *Calcium phosphoricum*
* avec suppuration : *Calcium sulfuricum*, *Silicea*, *Natrium sulfuricum*
* avec enflure : *Kalium chloratum*, *Calcium fluoratum*, *Calcium phosphoricum*
* avec accumulation de chaleur : *Ferrum phosphoricum*, *Natrium chloratum*, *Calcium fluoratum.*

Ostéoporose •

* traitement permanent, en accompagnement d'autres thérapeutes : *Calcium fluoratum*, *Calcium phosphoricum*, *Magnesium phosphoricum*
* douleurs : *Magnesium phosphoricum* («sept d'enfer» et pommade).

Otite de l'oreille moyenne (voir aussi Inflammations et Oreilles)

* dès les premiers signes, aussi avec rhume : *Ferrum phosphoricum*, *Natrium chloratum*
* avec douleurs : *Ferrum phosphoricum*, *Kalium chloratum*, *Calcium sulfuricum*
* avec sécrétions purulentes : *Natrium phosphoricum*, *Silicea.*

Sensibilité à la lune

* *Calcium phosphoricum*, *Kalium phosphoricum*, *Silicea.*

Ovaires

* Inflammation • : *Ferrum phosphoricum*; *Kalium chloratum*, *Kalium sulfuricum.*

Purulence (voir aussi Plaies)

* acné purulente : *Natrium phosphoricum*, *Silicea*, *Calcium sulfuricum*
* favorisant l'écoulement du pus et la maturation des processus inflammatoires : *Calcium sulfuricum*, *Silicea*
* en cas de plaies ouvertes, et chroniques : *Calcium sulfuricum*, *Silicea* (comprimés en usage interne et en externe).

Palais

* brûlant, enflé, enflammé : *Ferrum phosphoricum*
* glandes et palais enflammés : *Kalium chloratum*
* sec : *Natrium chloratum*.

Paralysies

* avec sensation d'engourdissement : *Calcium phosphoricum*
* après des crampes : *Cuprum arsenicosum* (R), *Kalium phosphoricum*
* après attaque d'apoplexie : *Calcium phosphoricum*, *Ferrum phosphoricum*, *Kalium phosphoricum*, *Kalium arsenicosum* (R)
* à titre préventif : *Calcium phosphoricum*, *Magnesium phosphoricum*, *Kalium phosphoricum*, *Natrium chloratum*.

Parkinson• (maladie de)

* traitement permanent, en soutien d'autres thérapies : *Calcium phosphoricum*, *Zincum chloratum* (R), *Silicea*.

Parodontose (voir aussi Dents)

* déchaussement des dents : *Calcium fluoratum*, *Calcium phosphoricum*, *Magnesium phosphoricum*.

Peau

* acné, enflammée : *Ferrum phosphoricum*, *Natrium phosphoricum*
* acné, purulente, peau grasse : *Calcium sulfuricum*, *Natrium phosphoricum*, *Silicea*, *Arsenum jodatum* (R)

* extrêmement sèche : *Natrium chloratum*, *Silicea*, *Calcium phosphoricum*, *Kalium sulfuricum* (comprimés et pommade de *Natrium chloratum* ou de *Silicea*)
* grasse avec comédons et gros pores : *Natrium phosphoricum*, *Silicea*
* signes de sénescence prématurée, rides : *Silicea*, *Kalium phosphoricum*, *Calcium carbonicum* (R) ; (comprimés et pommade au *Silicea*)
* psoriasis, petits abcès (acné), éruptions avec desquamation et rougeurs, eczéma (sec ou suintant), herpès : *Arsenum jodatum* (R), *Silicea*, *Calcium sulfuricum*
* démangeaisons, brûlures, irritations comme en cas d'urticaire : *Calcium phosphoricum*
* corne, peau sèche et gercée : *Calcium fluoratum*
* guérissant difficilement : *Silicea*
* sécrétions purulentes : *Calcium sulfuricum*, *Silicea*
* gerçures dues au froid, à l'eau ou aux produits de nettoyage : *Ferrum phosphoricum*, *Calcium fluoratum*
* coup de soleil, brûlures de la peau : *Natrium chloratum* (dissoudre les comprimés dans de l'eau et pratiquer des enveloppements , voir aussi «applications externes», p. 105)
* sensibilité au soleil et insolation : *Calcium phosphoricum*, *Ferrum phosphoricum*, *Natrium chloratum*
* vésicules à contenu aqueux : *Natrium chloratum*, *Kalium phosphoricum*
* boutons sur le visage : *Calcium phosphoricum*, *Calcium sulfuricum* ; avec contenu purulent : *Silicea*
* taches de rousseur : *Calcium phosphoricum*
* taches brunes, notamment pendant la grossesse : *Kalium sulfuricum*
* douleurs dues à des éruptions cutanées : *Ferrum phosphoricum* (comprimés en interne et en externe)
* desquamations, peau grasse : *Kalium phosphoricum*, *Natrium phosphoricum*
* desquamations, peau sèche : *Natrium chloratum*, *Kalium sulfuricum*
* éruptions cutanées (allergie) sur tout le corps ou sur des parties : *Natrium phosphoricum*, *Calcium phosphoricum*, *Natrium*

sulfuricum, *Magnesium phosphoricum* (dans tous les cas, il est possible de prendre comprimés et pommades : voir aussi «Applications externes», page 105)

Pellicules (voir Cheveux)

Perdre du poids

* en soutien à des mesures de réduction de poids : *Natrium phosphoricum*, *Natrium sulfuricum*.

Perte du sens de l'odorat

* en cas de refroidissement *Natrium chloratum*
* avec sinusite (inflammation des sinus) : *Natrium chloratum* (à prendre pendant quelques mois).

Peurs, angoisses

* nervosité et tremblements : *Kalium phosphoricum*, *Magnesium phosphoricum*
* claustrophobie et autres phobies : *Calcium phosphoricum*, *Magnesium phosphoricum*
* essoufflement : *Kalium sulfuricum*
* découragement, dégoût de la vie : *Kalium phosphoricum*, *Lithium chloratum* en D12 (R).

Pharynx (voir Gorge)

Phimosis• (étroitesse du prépuce)

* peu après la naissance : *Calcium fluoratum*, *Silicea* (pommades).

Phlébite

* en cas d'inflammation et en prévention d'éventuelles infections : *Ferrum phosphoricum*, *Kalium phosphoricum*
* pour favoriser l'élasticité des veines : *Calcium fluoratum*
* en prévention d'un risque de thrombose : *Kalium chloratum*, *Natrium chloratum*.

Picotements

* dans les membres : *Calcium phosphoricum*, *Natrium sulfuricum*, *Magnesium phosphoricum* (comprimés et pommades).

Pieds

* oncle incarné : *Calcium fluoratum*, *Kalium chloratum*
* purulence : *Silicea* (comprimés et pommade)
* constamment froids, en hiver vite de couleur bleuâtre : *Silicea*, *Ferrum phosphoricum*, *Calcium phosphoricum* (comprimés et pommades)
* transpiration des pieds : *Natrium chloratum*, *Natrium phosphoricum*, *Silicea* (comprimés et pommades)
* gonflés par accumulation d'eau dans les tissus : *Natrium chloratum*, *Natrium sulfuricum*
* faibles et peu élastiques dans les articulations : *Calcium fluoratum*, *Calcium phosphoricum*
* pieds affaissés, pieds plats : *Calcium fluoratum*, *Calcium phosphoricum*.

Piqûres d'insectes

* avec enflure : *Natrium chloratum*, *Kalium chloratum* (comprimés par voie interne ainsi qu'en application externe ; également : pommade de *Natrium chloratum* (voir «Applications externes», page 105)
* en prévention d'un empoisonnement du sang : *Kalium phosphoricum*, *Ferrum phosphoricum*.

Plaies (voir aussi, Purulences, Blessures et Brûlures)

* en premiers secours : *Ferrum phosphoricum* (comprimés et pommades)
* avec fièvre : *Kalium phosphoricum*
* pour éviter un empoisonnement du sang : *Kalium phosphoricum*
* enflées : *Kalium chloratum*
* avec formation de pus : *Calcium sulfuricum*, *Silicea*
* guérissant difficilement : *Natrium phosphoricum*, *Calcium sulfuricum*

* cicatrices en forme de bourrelet : *Calcium fluoratum*, *Kalium chloratum*
* gangrenées, malodorantes : *Kalium phosphoricum.*

Pleurésie•
* au premier stade inflammatoire (première période) : *Ferrum phosphoricum*, *Kalium chloratum* ; dans la suite du processus, ajouter *Calcium sulfuricum*, *Silicea.*

Poitrine
* durcie et noduleuse : *Calcium fluoratum*
* enflée : *Kalium chloratum*
* mastite pendant l'allaitement : *Ferrum phosphoricum*, *Natrium phosphoricum*
* mastite purulente • : *Silicea*, *Calcium sulfuricum*
* mastite avec fièvre • : d'abord *Ferrum phosphoricum*, puis *Kalium phosphoricum*
* glandes mammaires durcies : *Calcium fluoratum*, *Natrium phosphoricum* (utiliser en même temps les pommades)
* seins distendus : *Calcium fluoratum*, *Silicea*
* pleurésie • : *Ferrum phosphoricum*, *Kalium chloratum*, *Kalium sulfuricum*, *Natrium chloratum.*

Polyarthrite (voir Arthrite)

Polypes (voir aussi Nez)
* toutes les sortes de polypes : *Kalium chloratum*, *Calcium phosphoricum*, *Natrium phosphoricum*, *Silicea.*

Pouls
* accéléré si fièvre : *Calcium phosphoricum*, *Ferrum phosphoricum*
* irrégulier, arrêts intermittents : *Kalium phosphoricum*, *Natrium chloratum*
* faible, lent : *Kalium phosphoricum*, *Ferrum phosphoricum*
* ressenti dans tout le corps : *Natrium chloratum*, *Kalium phosphoricum.*

Poumons

* inflammation • avec fièvre inférieure à 38,5° : *Ferrum phosphoricum*
* inflammation • avec fièvre supérieure à 38,5° : *Ferrum phosphoricum*, *Kalium phosphoricum*, *Kalium chloratum*
* abcès du poumon • : *Calcium sulfuricum*, *Silicea*, *Arsenum jodatum* (R)
* œdème pulmonaire • : *Natrium chloratum*, *Natrium sulfuricum*, *Kalium phosphoricum*, *Silicea*
* saignements du poumon • : *Calcium phosphoricum*, *Ferrum phosphoricum*
* renforcement, pendant la convalescence : *Calcium phosphoricum*, *Kalium phosphoricum*, *Ferrum phosphoricum*, *Arsenum jodatum* (R), *Silicea*
* tuberculose pulmonaire : *Arsenum jodatum* (R), *Ferrum phosphoricum*, *Silicea*, *Kalium jodatum* (R)
* toussotements : *Calcium phosphoricum*, *Ferrum phosphoricum*, *Manganum sulfuricum* (R).

Prolongements radiés

* en cas de faiblesse du tissu conjonctif : *Calcium fluoratum*, *Silicea* (comprimés et pommades).

Prostate

* hypertrophie • : *Calcium fluoratum*, *Kalium chloratum*, *Natrium sulfuricum*
* douleurs • : *Magnesium phosphoricum*, *Natrium phosphoricum*.

Psoriasis

* le remède le plus important pour adoucir et guérir cette affection est : *Kalium sulfuricum*
* hyperacidité : *Natrium phosphoricum*, *Natrium sulfuricum*, *Silicea*

(dans tous les cas, comprimés et pommades).

Rachitisme

* traitement de longue durée, pour la formation et le renforcement des os, en accompagnement d'autres thérapies : *Calcium fluoratum*, *Calcium phosphoricum*, *Calcium carbonicum* (R), *Ferrum phosphoricum*.

Raclements de gorge (voir aussi Bouche et Nez)

Rate

* point de côté : *Magnesium phosphoricum* («sept d'enfer»)
* troubles accompagnés de douleurs : *Kalium phosphoricum*, *Natrium chloratum*
* durcissement de la rate : *Calcium fluoratum*, *Silicea*.

Refroidissement (voir aussi Grippe)

* préventivement et dès les premiers signes : *Ferrum phosphoricum*
* au deuxième stade (paroxysme) : *Ferrum phosphoricum*, *Kalium phosphoricum*, *Kalium chloratum*
* au stade final : *Kalium chloratum*, *Kalium sulfuricum*, *Natrium chloratum*, *Silicea*
* pour reconstituer les forces après la maladie : *Calcium phosphoricum*

(voir aussi la combinaison de sels minéraux J).

Règles

* avec douleurs lancinantes dans le bas-ventre et à l'utérus : *Calcium fluoratum*, *Magnesium phosphoricum* («sept d'enfer»)
* douleurs crampoïdes, comme lors d'un accouchement : *Magnesium phosphoricum*, *Calcium phosphoricum*
* froid glacial dans tout le corps : *Silicea*
* extrémités froides : *Ferrum phosphoricum*, *Calcium phosphoricum*
* constipation : *Natrium sulfuricum*, *Silicea*
* diarrhée le matin : *Natrium sulfuricum*
* visage rougi : *Ferrum phosphoricum*, *Calcium phosphoricum*
* colique : *Kalium phosphoricum*, *Magnesium phosphoricum* («sept d'enfer»), *Natrium sulfuricum*

* nervosité et hystérie : *Kalium phosphoricum*
* tristesse et pleurs fréquents : *Natrium chloratum*
* les saignements mettent du temps à apparaître et sont source de douleurs (par exemple chez les femmes sportives très musclées) : *Magnesium phosphoricum* («sept d'enfer»), *Ferrum phosphoricum*
* saignements trop forts : *Silicea*, *Ferrum phosphoricum*
* règles trop fréquentes : *Calcium phosphoricum*, *Kalium chloratum*
* règles retardées et irrégulières : *Natrium chloratum*, *Kalium sulfuricum*, *Kalium phosphoricum*
* sécrétions à odeur acide : *Natrium phosphoricum*
* sécrétions à odeur fétide : *Kalium phosphoricum*
* sang foncé et grumeleux : *Kalium chloratum*, *Kalium phosphoricum*
* sang clair et aqueux : *Natrium chloratum*, *Kalium phosphoricum*
* chez les femmes pâles, nerveuses et sensibles : *Kalium phosphoricum*, *Ferrum phosphoricum.*

Reins

* néphrite aiguë •, avec fièvre inférieure à 38,5° : *Ferrum phosphoricum*, *Natrium phosphoricum*, *Natrium sulfuricum* ; avec fièvre supérieure à 38,5° : ajouter *Kalium phosphoricum*
* néphrite chronique • : *Kalium sulfuricum*, *Natrium phosphoricum*, *Cuprum arsenicosum* (R)
* inflammation du bassinet (des reins)• : *Ferrum phosphoricum*, *Kalium chloratum*, *Natrium sulfuricum*, *Natrium bicarbonicum* (R) ; si purulence, ajouter : *Calcium sulfuricum*, *Silicea*
* lithiase rénale • (calculs, graviers) : *Natrium phosphoricum*, *Natrium sulfuricum*, *Magnesium phosphoricum*, *Cuprum arsenicosum* (R)
* coliques néphrétiques • : *Magnesium phosphoricum*
* douleurs brûlantes dans les reins : *Ferrum phosphoricum*, *Magnesium phosphoricum*
* rein flottant, durcissement du rein : *Calcium fluoratum*, *Silicea*
* pour renforcer et détoxiquer : *Kalium chloratum*, *Natrium sulfuricum*, *Natrium chloratum*, *Calcium sulfuricum.*

Renvois (voir aussi hoquet)
* goût amer : *Natrium sulfuricum*
* goût acide et brûlures dans le tube digestif : *Natrium phosphoricum*
* rots avec douleurs abdominales et ballonnements : *Magnesium phosphoricum*, *Kalium sulfuricum.*

Respiration
* fétide : *Calcium phosphoricum*
* à odeur acide : *Natrium phosphoricum* (penser au diabète•)
* dyspnée : *Calcium fluoratum*, *Arsenum jodatum* (R)
* dyspnée due à des états nerveux : *Kalium phosphoricum*, *Magnesium phosphoricum.*

Rhumatismes•
* pour traitement de longue durée : *Natrium phosphoricum*, *Natrium sulfuricum*, *Ferrum phosphoricum*
* premiers secours, en cas de crises aiguës : *Ferrum phosphoricum*
* pour détoxiquer en cas d'hyperacidité : *Natrium phosphoricum*, *Natrium sulfuricum*, *Natrium bicarbonicum* (R)
* rhumatisme musculaire, avec douleurs lancinantes, poignantes, mobiles : *Kalium chloratum*, *Calcium phosphoricum*, *Magnesium phosphoricum* («sept d'enfer»)
* rhumatisme articulaire, avec fortes douleurs, mobiles : *Ferrum phosphoricum*, *Magnesium phosphoricum* («sept d'enfer»), *Silicea*
* avec raidissement des articulations : *Calcium fluoratum*, *Lithium chloratum* (R), *Silicea*
* si articulations enflées : *Kalium chloratum*, *Kalium jodatum* (R)

(voir aussi la combinaison de sels minéraux M ; dans tous les cas, il est possible d'utiliser à la fois les comprimés et les pommades).

Rhume (voir aussi Refroidissement et Grippe)
* rhume commençant : *Ferrum phosphoricum*
* rhume avec nez coulant, irritant la peau et mucosités enflammées : *Natrium chloratum*, *Calcium carbonicum* (R)
* avec nez obstrué : *Kalium sulfuricum*

* avec sécrétions jaunes-verdâtres : *Calcium sulfuricum*, *Silicea*
* chronique, sec, nez souvent irrité : *Silicea.*

Rhume des foins

* réaction allergique aiguë, fortes démangeaisons dans le nez et aux yeux : *Natrium chloratum*, *Calcium phosphoricum*
* éternuements spasmodiques fréquents, fortes démangeaisons dans le nez et aux yeux : *Magnesium phosphoricum* («sept d'enfer»), *Silicea*
* yeux et nez enflés : *Natrium chloratum*, *Kalium chloratum*
* difficultés respiratoires et humeur dépressive : *Kalium phosphoricum*, *Natrium sulfuricum*
* nez bouché et enflammé, maux de tête : *Ferrum phosphoricum*, *Natrium chloratum* (si nez enflammé, pommade au *Silicea*)
* traitement préventif de longue durée : *Calcium phosphoricum*, *Natrium chloratum*, *Ferrum phosphoricum*, *Arsenum jodatum* (R)

(voir aussi la combinaison de sels minéraux H).

Rides (formation)

* précoce : *Silicea*, *Kalium phosphoricum*, *Calcium fluoratum* (comprimés et pommades), *Calcium carbonicum* (R).

Rougeole (voir aussi «Traitements biochimiques pour les enfants», page 111)

* Rougeole qui ne veut pas vraiment se déclarer : *Kalium sulfuricum* (l'éruption est très importante pour la construction du système immunitaire !).

Rougissements

* *Natrium sulfuricum, Magnesium phosphoricum, Calcium sulfuricum.*

Rubéole •

* *Ferrum phosphoricum*, *Kalium phosphoricum*, *Natrium chloratum.*

Sang, Tension artérielle

* tension artérielle accrue par l'excitation ou par l'augmentation du cholestérol • : *Magnesium phosphoricum*, *Kalium phosphoricum*
* tension artérielle accrue par sclérose • (artériosclérose) : *Calcium fluoratum*, *Calcium phosphoricum*, *Silicea*, *Kalium jodatum* (R)
* hypotension : *Ferrum phosphoricum*, *Kalium phosphoricum*, *Magnesium phosphoricum*
* reconstitution du sang en cas d'anémie (voir aussi Anémie) : *Ferrum phosphoricum*, *Calcium phosphoricum*, *Natrium chloratum* ou *Manganum sulfuricum* (R) en alternance avec *Ferrum phosphoricum*
* purification du sang : *Kalium chloratum*, *Natrium sulfuricum*, *Natrium phosphoricum* ; avec affections cutanées purulentes, ajouter *Calcium sulfuricum*
* sang épais, rouge noir : *Natrium phosphoricum*, *Kalium phosphoricum*
* sang dans les selles • : *Calcium sulfuricum*
* troubles de la coagulation du sang : *Calcium phosphoricum*, *Kalium chloratum*, *Calcium sulfuricum*
* congestion cérébrale : *Magnesium phosphoricum*, *Silicea*, *Ferrum phosphoricum*
* épanchement de sang : *Silicea*, *Calcium fluoratum* (comprimés et pommades)
* empoisonnement du sang • : *Calcium sulfuricum*, *Kalium phosphoricum*; *Natrium sulfuricum*
* saignement de plaies dû à des blessures : *Ferrum phosphoricum* (et appliquer de la poudre de comprimés en externe)
* menstruations, voir : Règles.

Scarlatine (voir «Traitements biochimiques pour les enfants», page 111)

Sciatique

* chronique, traitement de longue durée : *Calcium phosphoricum*, *Magnesium phosphoricum*, *Cuprum arsenicosum* (R),*Silicea*

* aiguë avec fortes douleurs et inflammation : *Ferrum phosphoricum*, *Magnesium phosphoricum* (comprimés, «sept d'enfer» et pommade)
* avec fatigue nerveuse et agitation nerveuse incessante : *Kalium phosphoricum*, *Magnesium phosphoricum*
* douleurs nocturnes dans la hanche : *Calcium phosphoricum*, *Kalium phosphoricum*
* douleurs en se levant ou en se retournant dans le lit : *Natrium sulfuricum*
(voir aussi la combinaison de sels minéraux A).

Sclérose multiple
* en accompagnement d'autres traitements : *Calcium fluoratum*, *Calcium phosphoricum*, *Kalium phosphoricum*, *Magnesium phosphoricum*, *Natrium chloratum*.

Sécrétions
* en cas d'inflammation de la gorge, du nez, du pharynx : *Ferrum phosphoricum*
* fluides, aqueuses, brûlantes : *Natrium chloratum*
* jaune-vert, purulentes : *Natrium phosphoricum*, *Calcium sulfuricum*, *Silicea*
* glaires blanches, épaisses, avec toux : *Kalium chloratum*, *Calcium sulfuricum*
* en cas de plaies qui mettent du temps à se refermer :
– si purulentes, jaune-vert : *Natrium sulfuricum*, *Calcium sulfuricum* (compléter par un bandage avec pommade)
– si purulentes, saignantes, fétides : *Kalium phosphoricum*, *Silicea*
– si la plaie est encore d'un rouge inflammatoire, également *Ferrum phosphoricum*
* plaies durcies, recouvertes de croûte : *Calcium fluoratum*, *Silicea*.

Sensation de faim
* après le repas : *Kalium phosphoricum*
* manger provoque un mal-être : *Calcium phosphoricum*
* appétit inassouvi : *Kalium phosphoricum*.

Sensation de froid

* aux mains et aux pieds ainsi que dans le dos : *Natrium chloratum*, *Calcium phosphoricum*, *Silicea.*

Sensation de ventre trop plein

* dans l'estomac : *Kalium sulfuricum*, *Natrium phosphoricum.*

Sevrage d'une dépendance

* de l'alcool, de la nicotine et d'autres substances qui rendent dépendantes : *Kalium chloratum*, *Magnesium phosphoricum.*

Sevrage

* *Natrium sulfuricum* (comprimés et pommade).

Signes de sénescence

* apparition prématurée de rides : *Silicea*, *Kalium phosphoricum* (comprimés et pommade au *Silicea*), *Calcium carbonicum* (R)
* mains et membres raides, engourdis : *Calcium fluoratum*, *Calcium phosphoricum*, *Natrium phosphoricum*
* tremblements et tressaillements : *Magnesium phosphoricum*, *Kalium phosphoricum*
* cœur vieillissant : *Kalium phosphoricum*, *Calcium phosphoricum*
* varices : (voir aussi Varices) : *Calcium fluoratum*, *Kalium chloratum*, *Silicea.*

Sinus

* inflammation : *Ferrum phosphoricum*, *Kalium chloratum*, *Kalium sulfuricum*, *Calcium carbonicum* (R)
* purulence : *Kalium chloratum*, *Calcium sulfuricum*, *Silicea*
* après guérison, pendant la convalescence : *Calcium phosphoricum*, *Silicea.*

Sinusite

* au premier stade inflammatoire : *Ferrum phosphoricum* ; ajouter le remède qui convient au type de sécrétions :
* avec sécrétions blanches, de type blanc d'œuf : *Calcium phosphoricum*, *Kalium chloratum*

* avec sécrétions claires, aqueuses, irritantes : *Natrium chloratum*
* avec sécrétions épaisses, jaunes verdâtres : *Kalium sulfuricum*
* avec sécrétions jaunes, grumeleuses et douleurs dans les sinus : *Calcium fluoratum*, *Silicea*
* avec sécrétion purulente : *Calcium sulfuricum* ; si sinus douloureux, ajouter *Calcium fluoratum*

(voir aussi la combinaison de sels minéraux P).

Strabisme (voir aussi Yeux)

* pour le renforcement des ligaments et des muscles : *Calcium fluoratum*
* fatigue des yeux : *Kalium phosphoricum*, *Natrium chloratum*
* strabisme momentané, crampoïde : *Kalium phosphoricum*, *Magnesium phosphoricum*
* dû à la présence de vers : *Natrium phosphoricum.*

Sueurs (voir aussi Bouffées de chaleur)

* mordantes, piquantes : *Natrium chloratum*, *Silicea*
* malodorantes, irritantes : *Natrium sulfuricum*, *Kalium chloratum*, *Silicea*
* à odeur acide : *Natrium phosphoricum*
* transpiration excessive sans effort particulier : *Natrium chloratum*, *Silicea*
* transpiration nocturne, fatigante : *Calcium phosphoricum*, *Kalium phosphoricum*, *Ferrum phosphoricum*
* équilibrante, en cas d'hypo– ou d'hyperfonctionnement des glandes sudoripares : *Silicea*, *Calcium phosphoricum.*

Suppuration des sinus maxillaires

* au premier stade inflammatoire : *Ferrum phosphoricum*
* avec formation de pus : *Kalium phosphoricum*, *Kalium sulfuricum*, *Calcium sulfuricum*, *Silicea*
* chronique : *Kalium chloratum*, *Kalium sulfuricum*, *Calcium sulfuricum*
* renforcement des os maxillaires : *Calcium fluoratum*, *Silicea.*

Surdité (voir Oreilles)

Syndrome du joueur de tennis
* au stade inflammatoire, douloureux : *Ferrum phosphoricum*, *Magnesium phosphoricum* («sept d'enfer»)
* après résorption de l'inflammation, à titre préventif : *Natrium phosphoricum*, *Kalium phosphoricum*, *Calcium phosphoricum*, *Calcium fluoratum.*

Système immunitaire
* faiblesse des défenses immunitaires en raison d'une hyperacidité. Pour désintoxiquer : *Natrium phosphoricum*, *Kalium chloratum*, *Natrium sulfuricum*
* renforcement et stabilisation : *Calcium phosphoricum*, *Ferrum phosphoricum*, *Natrium phosphoricum*, *Kalium sulfuricum*, *Zincum chloratum* (R), *Silicea.*

Système neurovégétatif
* pour le reconstituer, en cas de fatigue nerveuse : *Kalium phosphoricum*, *Calcium phosphoricum*, *Magnesium phosphoricum.*

Tabac
* pour aider au sevrage : *Magnesium phosphoricum*
* en soutien aux processus de détoxication : *Kalium chloratum*, *Natrium chloratum*, *Natrium sulfuricum*, *Ferrum phosphoricum.*

Tache de vin
* *Calcium fluoratum*, *Calcium phosphoricum*, *Silicea* (comprimés et pommades).

Taches de rousseur
* *Kalium sulfuricum*, *Kalium chloratum* (traitement de longue durée).

Tendons
* tendinite : *Calcium fluoratum*, *Ferrum phosphoricum*, *Kalium chloratum*, *Silicea* (comprimés et pommades)
* claquage : *Calcium fluoratum*, *Calcium phosphoricum*

* raccourcissement ou durcissement des tendons : *Calcium fluoratum*, *Silicea*, *Calcium phosphoricum*
* tendons douloureux : *Magnesium phosphoricum*, *Calcium phosphoricum*

(dans tous les cas, il est possible d'utiliser les comprimés et les pommades).

Testicules

* hernie scrotale : *Calcium fluoratum*, *Silicea*
* orchite : *Ferrum phosphoricum*, *Kalium chloratum*
* hypertrophie et durcissement : *Calcium fluoratum*, *Kalium chloratum*, *Silicea.*

Tête, Maux de tête (voir aussi la combinaison de sels minéraux F)

* sensation de froid : *Natrium chloratum*
* peau du crâne recouverte de croûtes jaunes : *Kalium sulfuricum*
* pellicules : *Natrium chloratum*, *Kalium sulfuricum*
* petits nœuds et chute de cheveux : *Silicea*, *Kalium phosphoricum*
* vésicules à contenu aqueux : *Natrium chloratum*, *Silicea*
* base des cheveux douloureuse au passage du peigne : *Ferrum phosphoricum*
* ulcères : *Calcium phosphoricum*, *Kalium chloratum*
* transpiration de la tête chez les enfants : *Calcium phosphoricum*, *Silicea*
* tremblements et sensation de pesanteur : *Calcium phosphoricum*, *Magnesium phosphoricum*, *Kalium phosphoricum*
* sensation de vertige et nausée : *Natrium phosphoricum*
* migraine• : *Kalium chloratum*, *Natrium sulfuricum*, *Natrium phosphoricum*, *Kalium phosphoricum*, *Zincum chloratum* (R)
* maux de tête accompagnés de :

– refroidissement : *Ferrum phosphoricum*, *Kalium chloratum*
– nausée et goût amer : *Natrium sulfuricum*
– frissons froids dans le dos : *Magnesium phosphoricum*
– confusion et nervosité : *Kalium phosphoricum*
– constipation : *Natrium chloratum*, *Kalium chloratum*
– sensation de vertige : *Natrium sulfuricum*

– somnolence : *Natrium chloratum*
* maux de tête sourds, martelants, tête lourde : *Ferrum phosphoricum*, *Natrium chloratum*
* incapacité à penser et à se concentrer : *Kalium phosphoricum*, *Zincum chloratum* (R)
* maux de tête crampoïdes : *Magnesium phosphoricum*, *Zincum chloratum* (R)
* faiblesse générale : *Kalium phosphoricum*, *Calcium phosphoricum*
* douleurs dans les tempes : *Ferrum phosphoricum*, *Natrium phosphoricum*
* douleurs au-dessus des yeux : *Ferrum phosphoricum*
* douleurs gastriques : *Natrium phosphoricum*
* douleur poignante, lancinante : *Magnesium phosphoricum*
* douleurs de la nuque à l'occiput : *Natrium chloratum*, *Magnesium phosphoricum*
* névralgie : *Kalium phosphoricum*, *Magnesium phosphoricum*
* douleurs dans les oreilles : *Kalium phosphoricum*, *Ferrum phosphoricum*
* surmenage mental ou sommeil insuffisant : *Kalium phosphoricum*, *Calcium phosphoricum*
* humeur pleurnicheuse : *Kalium phosphoricum*
* sommeil non réparateur : *Natrium chloratum*, *Magnesium phosphoricum*
* vomissements : *Natrium phosphoricum*
* maux de tête au front : *Natrium phosphoricum*
* maux de tête à la puberté :*Natrium chloratum*, *Calcium phosphoricum*
* rhumatismes, aggravation le soir : *Kalium sulfuricum*
* maux de tête chez les enfants : *Ferrum phosphoricum*, *Kalium phosphoricum*.

Thrombose•
* *Ferrum phosphoricum*, *Kalium chloratum*, *Silicea*.

Thyroïde (voir aussi Basedow (maladie de))
* gonflement de la glande : *Kalium chloratum*, *Calcium fluoratum* (comprimés et pommades), *Kalium jodatum* (R)

* pour rééquilibrer en cas d'hypo– ou d'hyperfonctionnement : *Magnesium phosphoricum*, *Kalium bromatum* (R), *Kalium jodatum* (R).

Tinnitus (voir Oreilles)

Tissus conjonctifs

* renforcement et construction : *Calcium fluoratum*, *Calcium phosphoricum*, *Silicea* (voir aussi la combinaison de sels minéraux G)
* résorption des tissus : *Natrium phosphoricum*, *Silicea*, *Arsenum jodatum* (R), *Lithium chloratum* (R)
* Inflammation : *Ferrum phosphoricum*, *Kalium chloratum*, *Natrium sulfuricum*
* inflammation purulente : *Calcium sulfuricum*, *Silicea*, *Natrium phosphoricum.*

Toux

* sèche, dure, douloureuse : *Ferrum phosphoricum*
* en provenance des bronches : *Arsenum jodatum* (R), *Calcium carbonicum* (R)
* avec dépôt gris blanc sur la langue : *Kalium chloratum*
* avec expectorations jaunes, aggravation dans pièce chauffée et le soir : *Kalium sulfuricum*
* persistante, douloureuse, spasmodique : *Magnesium phosphoricum*
* toux irritante : *Magnesium phosphoricum*, *Kalium bromatum* (R).
* légère, avec expectorations fluides, aqueuses : *Calcium sulfuricum*, *Ferrum phosphoricum*
* légère, avec expectorations épaisses, jaunes verdâtres : *Kalium sulfuricum*, *Silicea.*

Trac

* *Magnesium phosphoricum*, *Kalium phosphoricum*

Transpiration nocturne

* d'odeur acide : *Natrium phosphoricum*, *Silicea*

* teint le linge en jaune-verdâtre : *Natrium sulfuricum*
* mouille le linge : *Natrium chloratum*, *Magnesium phosphoricum.*

Tremblements
* dus à de l'agitation intérieure et de la peur : *Magnesium phosphoricum* («sept d'enfer»)
* dus à une faiblesse corporelle : *Calcium phosphoricum*, *Silicea*
* en cas de fièvre, de frisson : *Ferrum phosphoricum*, *Kalium phosphoricum*
* frilosité constante, manque de chaleur propre : *Natrium chloratum.*

Tressaillements (voir Nerfs)

Troubles alimentaires
* boulimie : *Magnesium phosphoricum*, *Natrium phosphoricum*
* avec perte de poids : *Calcium phosphoricum*, *Natrium chloratum*, *Calcium sulfuratum* (R)
* obésité : *Natrium sulfuricum*, *Calcium phosphoricum*, *Natrium bicarbonicum* (R).

Troubles de mémoire
* *Calcium fluoratum*, *Ferrum phosphoricum*, *Kalium phosphoricum.*

Troubles du métabolisme (voir aussi Intestin, Foie, Bile)
* *Ferrum phosphoricum*, *Kalium sulfuricum*, *Natrium sulfuricum*, *Calcium sulfuricum*
* troubles du métabolisme des graisses : *Natrium phosphoricum.*

Troubles du sommeil
* réveils fréquents la nuit : *Calcium phosphoricum*, *Silicea*
* difficultés à l'endormissement à cause d'un sentiment de ventre trop plein ou de troubles digestifs : *Magnesium phosphoricum*, *Kalium sulfuricum*
* troubles à l'endormissement, tachycardie, agitation intérieure : *Kalium phosphoricum* (4 comprimés env. 20 minutes avant le

coucher) ou *Magnesium phosphoricum* («sept d'enfer»), dans la journée *Calcium phosphoricum*

* troubles du sommeil avec transpiration nocturne à cause d'un état faible : *Calcium phosphoricum*, *Kalium phosphoricum*, *Silicea*
* tressaillements, fourmillements, sensations d'engourdissement• : *Calcium phosphoricum*, *Kalium phosphoricum*, *Silicea*
* insomnie à la ménopause, montée de sang à la tête : *Ferrum phosphoricum* (prendre le jour, et non le soir), *Zincum chloratum* (R), *Kalium bromatum* (R), *Kalium phosphoricum* (4 comprimés avant le coucher)
* somnambulisme : *Calcium phosphoricum*, *Silicea*, *Zincum chloratum* (R)
* enfants avec troubles du sommeil : voir «Traitements biochimiques pour les enfants», page 111.

Troubles sexuels

* rapports sexuels douloureux chez la femme : *Magnesium phosphoricum*, *Calcium fluoratum*
* vagin sec : *Natrium chloratum*
* troubles nerveux : *Kalium phosphoricum*, *Magnesium phosphoricum*, *Kalium sulfuricum*
* pour équilibrer, en cas de pulsions trop fortes ou trop faibles ; *Calcium phosphoricum*, *Magnesium phosphoricum*
* manque de désir : *Ferrum phosphoricum*, *Calcium phosphoricum*.

Ulcères à la jambe (voir aussi Ulcères et Jambes)

* plaies ouvertes, inflammations : *Ferrum phosphoricum* (comprimés et pommade), *Kalium chloratum*, *Kalium sulfuricum*
* avec formation de pus : *Calcium sulfuricum*, *Silicea* (dans tous les cas, utiliser comprimés et pommades)
* plaies guérissant mal, subsistant longtemps : *Calcium phosphoricum*, *Silicea* (comprimés et pommades), *Natrium phosphoricum*, *Arsenum jodatum* (R)
* plaies durcies, couvertes de croûte : *Calcium fluoratum*, *Silicea*.

Ulcères

* ulcères de la peau, purulents, indolores, durcis : *Arsenum jodatum* (R), *Calcium sulfuricum*, *Silicea*
* ulcères cancéreux • : en accompagnement d'autres mesures : *Arsenum jodatum* (R), *Kalium phosphoricum*, *Magnesium phosphoricum*, *Silicea*, *Natrium phosphoricum*, *Natrium chloratum*.

Urticaire

* revenant souvent, réactions allergiques : *Kalium sulfuricum*, *Calcium phosphoricum*, *Natrium chloratum*
* fortes démangeaisons : *Calcium phosphoricum*, *Magnesium phosphoricum*
* avec fièvre : *Ferrum phosphoricum*, *Calcium phosphoricum*
* peau sèche, avec desquamations : *Kalium sulfuricum*
* peau douloureuse, symptômes d'hyperacidité et sécrétions crémeuses : *Natrium phosphoricum*, *Silicea*

(dans tous ces troubles, il est possible d'utiliser à la fois les comprimés et les pommades ; voir aussi la combinaison de sels minéraux D).

Utérus (voir aussi Règles)

* prolapsus, descente : *Calcium fluoratum*, *Silicea*
* douleurs : *Calcium phosphoricum*, *Magnesium phosphoricum*
* saignements • irréguliers, sang noir et grumeleux : *Kalium chloratum*, *Calcium fluoratum*, *Ferrum phosphoricum*, *Silicea*
* saignements • irréguliers, sang rouge clair : *Ferrum phosphoricum*
* cancer de l'utérus • : en accompagnement d'autres traitements : *Arsenum jodatum* (R).

Vaccins

* en prévention de troubles éventuels : *Silicea*, *Kalium chloratum*, *Kalium phosphoricum* (commencer environ 4 semaines avant le vaccin et poursuivre en traitement post-vaccinal).

Vagin

* rougi, irrité : *Ferrum phosphoricum*
* douleurs après la miction : *Natrium chloratum*
* sécrétions, à odeur forte, acide : *Natrium phosphoricum*
* sécrétions crémeuses, jaunes : *Natrium phosphoricum*
* pertes blanches abondantes : *Kalium chloratum*, *Calcium carbonicum* (R)
* mycose du vagin• : *Natrium phosphoricum*, *Calcium phosphoricum* (comprimés et pommades)
* sécheresse de la muqueuse : *Natrium chloratum* (dans tous les cas, utiliser comprimés et pommades)
* muqueuse sèche et très chaude : *Ferrum phosphoricum*, *Natrium chloratum*, *Natrium phosphoricum.*

Varicelle (voir aussi «Traitements biochimiques pour les enfants», p. 111)

* au début, dans la phases fiévreuses : *Ferrum phosphoricum*
* lors de l'irruption des boutons : *Ferrum phosphoricum*, *Kalium chloratum*
* quand la peau se desquame : *Kalium sulfuricum*
* pour redonner des forces après la maladie : *Calcium phosphoricum*, *Silicea.*

Varices (voir Crampes)

Varices

* inflammation veineuse : *Ferrum phosphoricum*, *Calcium fluoratum*
* artères saignantes : *Ferrum phosphoricum*, *Calcium fluoratum*, *Calcium phosphoricum*, *Silicea*
* ulcères : *Kalium chloratum*, *Calcium fluoratum*, *Silicea*
* douleurs : *Magnesium phosphoricum*, *Calcium fluoratum* (comprimés et pommades)
* traitement préventif et curatif : *Calcium fluoratum*, *Calcium phosphoricum*, *Kalium chloratum*, *Silicea*

(comprimés et pommades).

Vers

* contre toutes les sortes de parasites intestinaux : *Natrium phosphoricum*, *Natrium sulfuricum*, *Natrium chloratum*, *Silicea.*

Vertige (Étourdissement)

* dû à une montée de sang à la tête, avec maux de tête cognants et lancinants : *Ferrum phosphoricum*
* étourdissement nerveux, avec aggravation au lever ou en levant la tête : *Kalium phosphoricum*
* dû à des troubles d'estomac avec goût amer dans la bouche et le sentiment de tomber sur le côté droit : *Natrium sulfuricum*
* dû à des troubles d'estomac avec renvois acides, perte d'appétit : *Natrium phosphoricum*, *Natrium sulfuricum*
* dû à des défauts optiques, taches sombres devant les yeux : *Magnesium phosphoricum.*

Vessie

* faiblesse de la vessie (aussi chez les enfants) : *Calcium phosphoricum*, *Natrium sulfuricum*, *Kalium phosphoricum*
* cystite et irritation nerveuse de la vessie : *Ferrum phosphoricum*, *Magnesium phosphoricum*, *Natrium chloratum*, *Natrium bicarbonicum* (R), *Lithium chloratum* (R)
* inflammation de la vessie• : *Ferrum phosphoricum*, *Kalium chloratum*, *Calcium sulfuricum*
* brûlures à la miction• : *Ferrum phosphoricum*, *Natrium chloratum*
* urines rouge foncé• avec rhumatismes : *Natrium phosphoricum*
* envie constante d'uriner : *Ferrum phosphoricum*, *Silicea*
* incontinence chez l'enfant : *Kalium phosphoricum*, *Natrium phosphoricum*, *Natrium chloratum*, *Ferrum phosphoricum*
* du sang dans les urines• : *Natrium phosphoricum*, *Calcium sulfuricum*
* de l'albumine dans les urines : *Calcium phosphoricum*
* des sédiments dans les urines : *Natrium sulfuricum*, *Calcium phosphoricum*
* calculs urinaires•, élimination : *Natrium sulfuricum*, *Magnesium phosphoricum*, *Kalium phosphoricum*, *Silicea*

* coliques de calculs urinaires : *Magnesium phosphoricum*
* crampes et paralysie de la vessie : *Magnesium phosphoricum*, *Ferrum phosphoricum*, *Kalium phosphoricum*
* incontinence (atonie du sphincter) : *Calcium fluoratum*, *Ferrum phosphoricum*, *Kalium phosphoricum*
* stimulation du fonctionnement : *Natrium chloratum*, *Natrium sulfuricum*.

Visage (voir aussi Peau)
* névralgies (nerf trijumeau) : *Magnesium phosphoricum* («sept d'enfer»), *Zincum chloratum* (R)
* tressaillements nerveux : *Magnesium phosphoricum* («sept d'enfer»)
* douleurs aux maxillaires• : *Calcium fluoratum*, *Silicea*.

Voies urinaires (voir aussi Vessie)
* inflammation des voies urinaires et de la vessie : *Ferrum phosphoricum*, *Natrium phosphoricum*, *Natrium chloratum*, *Silicea*
* miction involontaire (incontinence) et atonie du sphincter : *Ferrum phosphoricum*, *Calcium fluoratum*, *Natrium phosphoricum*, *Magnesium phosphoricum*
* urines contenant du sang• : *Ferrum phosphoricum*, *Natrium phosphoricum*, *Silicea*
* brûlures en urinant (problème de vessie) : *Ferrum phosphoricum*, *Natrium chloratum*
* douleur lancinante à la sortie de la vessie : *Calcium phosphoricum*
* besoin d'uriner trop fréquent : *Natrium chloratum*
* besoin d'uriner trop fréquent, en cas de surmenage nerveux : *Kalium phosphoricum*
* dépôts : *Calcium phosphoricum*
* élimination d'acide urique (en cas de goutte) : *Natrium phosphoricum*, *Silicea*
* urines rouge foncé, avec rhumatismes : *Natrium phosphoricum*
* sable et gravier dans les voies urinaires : *Natrium sulfuricum*, *Calcium phosphoricum*

* élimination douloureuse du gravier et des calculs : *Magnesium phosphoricum* («sept d'enfer»)
* urines fortement colorées, avec fièvre : *Ferrum phosphoricum*, *Natrium phosphoricum*
* crampes musculaires de la vessie : *Magnesium phosphoricum*
* urine chargée d'albumine • : *Calcium phosphoricum*
* urine chargée de sucre • : *Kalium phosphoricum*, *Kalium sulfuricum*, *Natrium sulfuricum*, *Natrium chloratum*, *Zincum chloratum* (R).

Vomissements
* pendant la grossesse : *Calcium phosphoricum*, *Ferrum phosphoricum*
* de bile : *Natrium sulfuricum*; *Magnesium phosphoricum*,
* de sang • : *Kalium phosphoricum*, *Natrium chloratum*
* de glaires mousseuses : *Natrium chloratum*
* d'aliments non digérés : *Ferrum phosphoricum*
* pendant la dentition chez les nourrissons et les petits enfants : *Calcium fluoratum*, *Calcium phosphoricum*
* avec fièvre : *Ferrum phosphoricum*, *Magnesium phosphoricum*
* après consommation de boissons trop froides ou de glace : *Calcium phosphoricum*, *Natrium phosphoricum*.

Voyages (mal des)
* *Natrium chloratum*, *Natrium phosphoricum*, *Magnesium phosphoricum* («sept d'enfer»)
* **décalage horaire** : *Kalium phosphoricum*, *Calcium phosphoricum*, *Silicea*.

Vue (voir Yeux)

Yeux
* sclérotique jaunâtre : *Natrium sulfuricum*, *Magnesium phosphoricum*, *Arsenum jodatum* (R)
* brûlants : *Calcium fluoratum*, *Calcium sulfuricum*, *Natrium chloratum*

* avec démangeaisons, larme facile, ou yeux d'aspect rugueux et sec : *Natrium chloratum*, *Silicea*, *Magnesium phosphoricum*
* vue double : *Calcium fluoratum*, *Calcium sulfuricum*, *Natrium chloratum*
* vision d'étincelles : *Magnesium phosphoricum*, *Natrium phosphoricum*, *Natrium sulfuricum*, *Silicea*
* conjonctivite et inflammation des bords de paupières : *Ferrum phosphoricum*
* substance jaune, purulente et collante : *Natrium phosphoricum*
* inflammation de la rétine : *Kalium chloratum*, *Calcium sulfuricum*
* myopie : *Calcium fluoratum*, *Natrium phosphoricum*, *Silicea*
* cataracte ordinaire : *Calcium fluoratum*, *Kalium phosphoricum*, *Natrium chloratum*, *Natrium phosphoricum*, *Silicea*
* glaucome : *Kalium chloratum*, *Kalium phosphoricum*, *Magnesium phosphoricum*, *Natrium chloratum*, *Natrium phosphoricum*, *Silicea*
* sensibilité à la lumière : *Natrium phosphoricum*, *Silicea*
* inflammation de l'iris : *Ferrum phosphoricum*, *Kalium chloratum*, *Natrium chloratum*, *Calcium sulfuricum*
* baisse de la vue : *Kalium phosphoricum*, *Calcium fluoratum*
* strabisme : *Calcium fluoratum*, *Kalium phosphoricum*, *Magnesium phosphoricum*, *Natrium phosphoricum*, *Silicea*
* surmenage : *Kalium phosphoricum*, *Natrium chloratum*, *Silicea*
* paralysie des paupières• : *Kalium phosphoricum*, *Magnesium phosphoricum*
* tressaillements : *Magnesium phosphoricum*, *Silicea*, *Calcium phosphoricum*
* douleurs oculaires en cas de mouvement et de fièvre : *Ferrum phosphoricum*
* rougeur avec sensation de pression : *Ferrum phosphoricum*, *Kalium chloratum*, *Natrium chloratum*.

Zona•

* traitement de fond : *Ferrum phosphoricum*, *Kalium chloratum*, *Natrium chloratum*

* en cas de démangeaisons et de douleurs : *Kalium phosphoricum*, *Magnesium phosphoricum*, *Kalium arsenicosum* (R)
* pour guérir les affections cutanées : *Magnesium phosphoricum*, *Silicea*, *Kalium arsenicosum* (R), *Kalium bromatum* (R) (la pommade de *Ferrum phosphoricum* ou de *Silicea* peut être appliquée dès le début).

Annexes

Temps optimum pour la prise des substances minérales

N°1	***Calcium fluoratum***	soir
N°2	***Calcium phosphoricum***	matin et après-midi
N°3	***Ferrum phosphoricum***	matin, jusqu'à 16 heures env.
N°4	***Kalium chloratum***	après-midi
N°5	***Kalium phosphoricum***	après-midi et soir
N°6	***Kalium sulfuricum***	après-midi jusqu'au soir
N°7	***Magnesium phosphoricum***	soir
N°8	***Natrium chloratum***	midi, de 12 à 15 heures env.
N°9	***Natrium phosphoricum***	soir
N°10	***Natrium sulfuricum***	matin
N°11	***Silicea***	matin
N°12	***Calcium sulfuricum***	matin

Témoignages de patients

Lutz, 9 ans, souffrait d'une fièvre à tiques. Il reposait sans forces dans son lit, ne voulait rien manger et buvait à peine. Le moindre mouvement lui causait visiblement de gros efforts. Malheureusement aucun secours médical ne pouvait lui être apporté à ce moment. Toutes les 10 minutes, on lui administra en alternance *Kalium phosphoricum*, *Kalium chloratum*, *Kalium sulfuricum* et *Natrium sulfuricum* pendant les 6 premières heures. Puis l'on espaça les prises. Au bout de deux jours, l'appétit revint. Encore deux jours plus tard, toute trace de maladie avait disparu. Un examen médical ne révéla rien d'anormal. Les sels minéraux furent encore administrés pendant quelques semaines pour purifier le sang et le reconstituer.

La petite Karine, 1 an 1/2, avait du mal à percer ses dents. La gencive était rouge et enflée, et la petite dent ne voulait pas sortir. On donna d'abord en alternance *Ferrum phosphoricum* et *Kalium phosphoricum*, ce dernier remède parce que l'enfant était agitée et de mauvaise humeur. Puis on passa à *Calcium fluoratum* et *Calcium phosphoricum*, qui s'avérèrent fort utiles tout du long de la dentition et pour l'obtention de dents et d'os sains.

Une jeune mère se plaignait du manque d'appétit de son fils Félix, 6 mois. Il dort mal et trop peu, se montre généralement insatisfait et son développement physique est lent. On lui administre en alternance *Calcium fluoratum*, *Calcium phosphoricum* et *Kalium phosphoricum*. Déjà au bout d'une semaine, des changements positifs apparaissent dans sa manière de manger et de dormir. On garda d'abord un dosage minimum puis on alterna avec d'autres sels minéraux durant toute son enfance. Il est devenu un garçon fort et en bonne santé.

Une patiente, âgée de 42 ans, se plaignit de fortes palpitations cardiaques d'origine nerveuse, le soir avant de s'endormir. On lui conseilla de prendre *Magnesium phosphoricum* pendant la journée, 4 comprimés de *Kalium phosphoricum* au coucher et de ne plus boire que du café décaféiné. Les troubles nerveux avaient vite disparu et le sommeil était redevenu paisible et récupérateur.

Une patiente, 24 ans, avait souvent de l'Herpes simplex (vésicules de fièvre) sur les lèvres, surtout en lien avec un refroidissement. «Je suis prête à tout essayer pour me débarrasser de ces cloques désagréables», déclara-t-elle à la vendeuse de la boutique de diététique. Celle-ci lui conseilla d'utiliser les sels minéraux biochimiques. On lui conseilla *Ferrum phosphoricum* et *Kalium chloratum*. Elle fut très étonnée de constater la rapidité à laquelle l'enflure diminua et les vésicules disparurent. La patiente continua à prendre les deux remèdes, par petites doses. Pendant tout ce temps, l'herpès ne réapparut pas.

Une patiente, 35 ans, vint à mon cabinet pour un traitement du visage. Elle se montra déçue d'avoir déjà tant de rides et surtout des pattes-d'oie, autour des yeux, et me demanda conseil.
Je lui conseillai de repenser ses habitudes alimentaires et, si nécessaire, de les changer. Elle devait manger le moins possible de viande et de produits laitiers, mais en revanche, consommer beaucoup de légumes étuvés et de salades, et commencer la journée par des fruits. Je lui expliquai que le corps se débarrasserait ainsi de ses toxines et de ses impuretés et que dans un tel milieu, les sels minéraux de Schüssler seraient d'autant plus efficaces. Je lui recommandai *Silicea* D12, *Calcium fluoratum* D12 et *Natrium phosphoricum* D6. Elle devait aussi utiliser la pommade au *Silicea* comme crème de nuit, en alternance avec sa crème habituelle. Au bout de 4 semaines, à son prochain rendez-vous, de nets progrès purent être constatés et au bout d'une demi-année environ, les rides avaient presque disparu. Par ailleurs, l'état général de la patiente s'était considérablement amélioré.

Un patient, 29 ans, était venu avec un abcès aux amygdales. Aux premières douleurs de l'inflammation, il prit *Ferrum phosphoricum* toutes les heures. Au bout de deux jours, l'abcès était plein à craquer de pus, car le minéral l'avait amené à maturité. Aux urgences de l'hôpital le plus proche, on creva l'abcès à l'aide de fortes doses d'antibiotiques. Les médecins déclarèrent que l'abcès pouvait revenir à tout moment et mirent en garde contre une nouvelle inflammation. Pendant ses deux jours à l'hôpital, le patient continua à prendre *Ferrum phosphoricum*, en alternance avec *Kalium chloratum* et *Silicea*. Les médecins furent très étonnés de la rapidité du processus de guérison. Dans le cas présent, le patient garda pour lui son secret des sels minéraux !

Un couple, tous d'eux d'âge moyen, avait une fois de plus décidé de perdre du poids. «Mais cette fois, nous nous y prendrons autrement», décida l'époux, qui ne supportait plus de compter les calories et d'endurer la faim. Ils assistèrent tous deux à une conférence sur l'alimentation saine et y entendirent parler pour la première fois des remèdes fonctionnels de Schüssler. La conférencière conseilla de ne plus manger après 17 heures et de prendre *Natrium sulfuricum* et *Natrium phosphoricum* qui stimulent certains processus métaboliques tels que la combustion des graisses, l'élimination de l'eau et la détoxication.
«De cette manière, la perte de poids est certes lente mais constante, et le bien-être général s'accroît considérablement», rapporta l'époux. Au bout de 10 semaines, la femme avait perdu 4 kilos et son mari 5.

Une patiente, 20 ans, souffrait de la maladie de Raynaud et avait toujours des mains et des pieds froids, qui tournaient au bleu dès la moindre baisse de la température. Elle était peureuse et craignait de prendre des décisions importantes. Après une anamnèse approfondie, la naturopathe lui administra *Silicea* en forte dilution. Les symptômes disparurent rapidement et complètement.

Une patiente, 55 ans, avait des varices bleu foncé tout le long des jambes. La présence de prolongements radiés depuis des années, suggère une grande faiblesse des tissus conjonctifs. Sur les conseils d'un naturopathe, elle prit, pendant un certain temps, les trois sels minéraux *Calcium fluoratum*, *Calcium phosphoricum* et *Silicea*. Le naturopathe lui conseille en même temps des douches

chaudes-froides alternées et de légers massages des jambes à l'aide des pommades de *Silicea* et de *Calcium fluoratum*.
Au bout d'une demi-année, les varices étaient aplaties, plus claires et se voyaient moins.
Avant une intervention chirurgicale, ces mêmes sels sont très bénéfique dans la mesure où ils rétablissent l'élasticité des vaisseaux et diminuent le risque de thrombose.

Bibliographie

K. Hickethier, *Lehrbuch der Biochemie*, éd. Ch. Depke, Kemmenau, Allemagne.

H. M. Lernout, M. Tetau, *Les sels de Schüssler et leur environnement*, Maloine Editeur, Paris, 1986.

H. M. Lernout, *Comment guérir par les sels biochimiques*, éd. Peyronnet, Paris.

Ilse Karger, *Les 12 sels de Schüssler*, éd. Marco Pietteur, coll. Résurgence, Embourg (Belgique) 1999.

Table des matières

Achevé d'imprimer en juin 2002
sur les presses de la Nouvelle Imprimerie Laballery
58500 Clamecy
Dépôt légal : juin 2002
Numéro d'impression : 206061

Imprimé en France